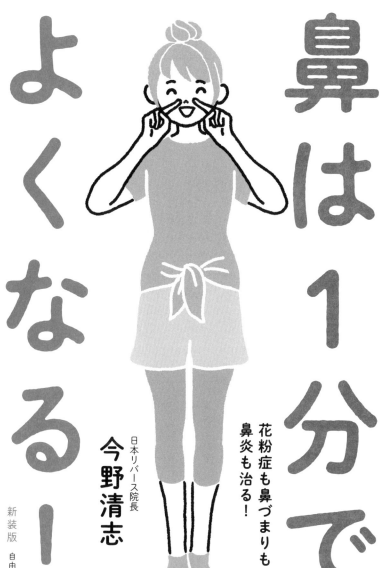

鼻は1分で
よくなる！

花粉症も鼻づまりも
鼻炎も治る！

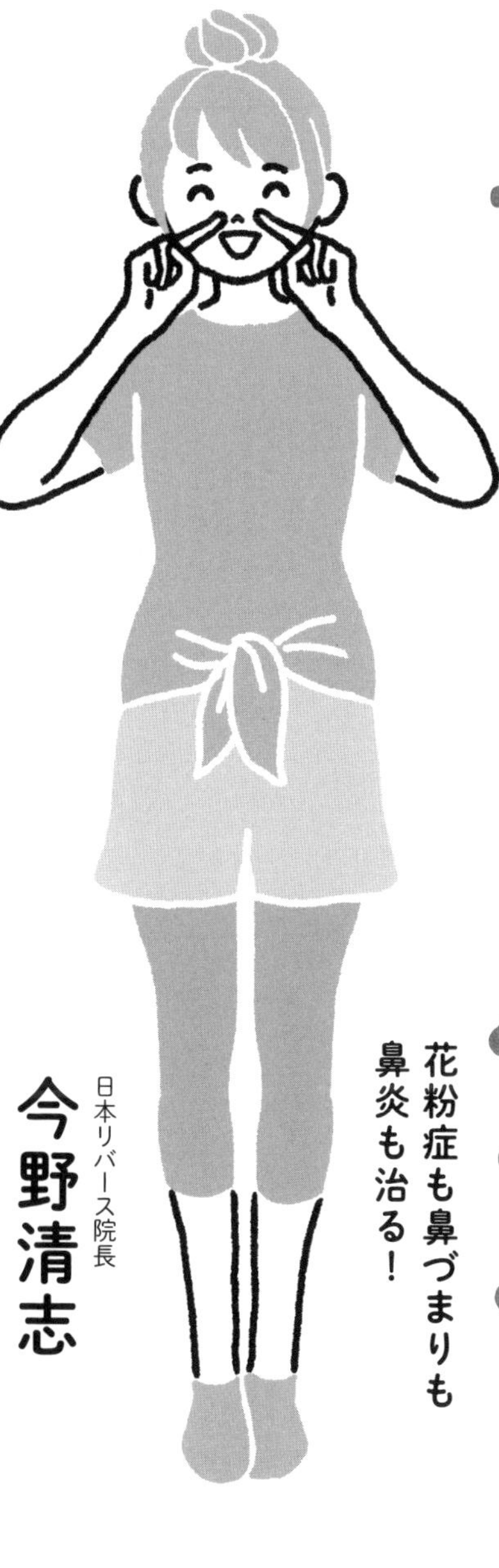

日本リバース院長
今野清志

新装版

自由国民社

はじめに

いまや「国民の4割」はアレルギー性鼻炎

「鼻が詰まって頭がボーっとする」
「くしゃみや鼻水が止まらない」
「1年中鼻がグズグズしている」

本書を手に取ってくださったあなたは、もしかしたら、こんな「鼻」の症状に悩まされているのかもしれません。

アレルギー性鼻炎、花粉症など「鼻」の不調に悩む人は、年々増え続けています。
実際に、私が運営する治療院でも問診をすると「気になる症状」として、こうした鼻の不調をあげる患者さんがほとんどです。

ある調査によると国民の4割は、アレルギー性の鼻炎にかかっているとも言われています。

ところが多くの人は、体質だからとあきらめたり、その場だけ薬で紛らわせたりしています。

でも「鼻」は、人が生きていくために最も欠かせない酸素を取り込む「呼吸」の最前線にある器官です。

つまり「鼻」の機能が弱っていると、酸素が不足してせっかくの体が持つ、健康であるためのパワーを存分に発揮できなくなってしまうのです。

一人一人に驚異的な回復力が備わっている

みなさん、はじめまして。

私は、中医学をベースに「鼻」、そして「目」や「耳」などに現れる不調を、人が本来持つ、自然治癒力を高めることで改善していく治療院を運営しています。

私の治療院には、アレルギー性の鼻炎や花粉症、視力や聴力の衰え、そして、自律神経の乱れを原因とする頭痛、慢性的な疲労など、さまざまな症状を持つ方が毎日のように訪れます。

ほとんどの方が、現代医学の治療に駆け回っても治らず「どうしたらいいだろう」と悩み、

「30年も花粉症で悩んでいます」

「このまま、目が見えなくなったらどうしよう」
「孫の声が聞こえなくなったら…」

といった、不安を抱え、助けを求めて私の治療院にやってくるのです。

それなのに、一人一人が持つ**「自然治癒力」**を高めるだけで、早い人では治療したその瞬間から、

「鼻づまりが治った！」
「ダブって見えていたのがハッキリ見えます」
「さっきは聞こえなかったBGMが聞こえる！」

と体が目覚め、たちどころに症状が改善します。

目の前で、そんな実例を何百回、何千回も見ると、私はいつも人間の持つ驚異的な回復力に感嘆せざるを得ません。

でも私は、なにも「特別な治療」や「奇跡的な治療」を行っているわけではありません。

また「どんな症状でも治せる」と言っているわけでもないのです。

急な発熱や骨折など、薬や手術での治療が最適な場合もあるでしょう。


それでも、これまでなんらかの理由で抑え込まれていた「よくなろう」とするパワーが働き出すのを助けてあげるだけで、体は大きく変わります。

人間には基本的に「体を正常に機能させよう」とする、とてつもない力が備わっているからです。


私は、そのことを一人でも多くの人に知っていただき、ガマンしたり薬でやり過ごしたりしている**「鼻」**の不快な症状も改善できるとお伝えしたいのです。

体を正しく使えば鼻はよくなる

私はこれまで、『目は1分でよくなる!』『耳は1分でよくなる!』『自律神経は1分で整う!』(すべて自由国民社)などの著書で「人間の体には自然治癒力がある」と、繰り返しお伝えしてきました。

一般的に**「自然治癒力」**と**「免疫力」**は同じような意味で使われています。もう少し細かくいうと、私は「免疫力」とは、細菌やウイルスと戦う機能であり、「ホメオスタシス(体の状態を一定に保つ機能)」、そして「自己再生機能(傷を負って細胞が壊れてももとに戻ろうとする機能)」を含めて「自然治癒力」だと考えています。「免疫力」は「自然治癒力」の一部ですが、守る力が衰えると再生する力や維持する力も衰えてしまいますので、自然治癒力の要となる力です。

本書では「自然治癒力」と「免疫力」の二つの言葉が出てきますが、こうした意味を持つと思って読んでいただけるとわかりやすいと思います。

自然治癒力は、目や耳、自律神経ばかりではなく、それが鼻であれ、体のほかのパーツであれ、常に「よい状態であろう」と働きかけます。

ところが、これまで生きてきたなかで身につけた**「間違った体の使い方」や「誤った生活習慣」が、せっかくの体の働きをじゃましてしまう**のです。

本書では、体を目覚めさせ、鼻をよくする「正しい体の使い方」や「生活習慣」に加え、体が本来の機能を正常に発揮するためのエクササイズや、ツボ押しなどもご紹介します。

そして、人が健康に生きるための基本中の基本である、酸素を鼻から正しく取り入れ、アレルギー性鼻炎や花粉症などの鼻の症状を解消するための呼吸法もお伝えしていきます。

ご紹介しているエクササイズやツボ押しなどは、すべてをやろうとしなくても大丈夫です。


まずは「鼻」を正しく使って呼吸をする。

そこから始めてみましょう。


そのうえで、できることを気づいたときに少しずつ取り入れてください。

食事やエクササイズ、ツボ押しは、「鼻」、そして全身の健康を底上げし、体をよりよい状態に導いてくれるための補助ツールです。

人によっては、

「エクササイズは楽しいけれど、つぼ押しは忘れちゃう」

「なかなか、食事にまで気がまわらない」

など、やりやすいこと、そして、なかなか続けられないこともあるでしょう。

「絶対に全部やらなければ鼻はよくならない」わけではありません。
ただ、鼻をよくしたければ、一つでもいいので続けてほしいのです。
自分の体を思って行ったことには、体は必ず応えてくれるはずです。

目次

第2章 「鼻呼吸」で免疫力をグングン高める 53

第3章 もう薬に頼らない！ 鼻がよくなる8つの習慣 83

第6章　ツボ押しで花粉症・アレルギー性鼻炎を遠ざける　153

第1章

鼻は
全身の病気に
関わっている

「生活の質」をガクンと下げる鼻の3大症状

「**鼻炎**は、勉強や仕事に影響する?」

という質問に、8割の人が「Yes」と答えたといいます。


鼻炎の代表的な症状は、**「くしゃみ」「鼻水」「鼻づまり」**の3つです。


「たかが鼻水?」

と思うかもしれません。

でも、1分おきに鼻をかんでいたら、なにかに集中するのは難しいでしょう。

また、常に鼻がつまっていたら、息苦しくて頭がボーッとしてしまうはずです。

さらに、鼻がムズムズしてくしゃみが止まらなければ、人と話をするのも困難になり、外出するのも億劫《おっくう》になるでしょう。

それだけではありません。

鼻がつまって、口で呼吸するようになると、のどの渇きや痛みを訴えるようになります。

また実は、口呼吸は鼻呼吸よりも酸素を取り込む量が少ないことがわかっています。

そのため、酸素不足による頭痛などの症状が現れます。

呼吸がスムーズにできないと、寝苦しくなり眠りが浅くなります。

そして、睡眠不足でイライラしたり集中力が低下したりします。

よく眠れなければ疲れが取れず、いつもだるいままになります。

こうして「生活の質」をガクンと下げてしまうのが「鼻」の不調なのです。

アレルギー性鼻炎と花粉症の違いは？

花粉症の場合は、鼻の３大症状だけにおさまりません。目やのどのかゆみ、皮膚のかゆみ、さらにお腹がゆるくなったり、熱っぽくだるくなったりという症状が加わります。

ここで簡単に**「鼻炎」「アレルギー性鼻炎」「花粉症」**の違いをご説明しましょう。

まず、鼻の内側の粘膜が炎症を起こし「くしゃみ」「鼻水」「鼻づまり」が起きるのが「鼻炎」です。

「鼻炎」の原因には、大きく「感染性」と「アレルギー性」があります。

ウイルスや細菌などの病原菌に感染して発症するのが「感染性」の鼻炎、そして、ハウスダストやダニ、花粉などのアレルギーの原因物質によって起こるのが「アレルギー性」です。

つまり**「花粉症」は、「アレルギー性鼻炎」の一種**だと言えるのです。

「感染性」の鼻炎は、秋から冬にかけて、冬から春にかけて、そして、梅雨の時期に患者さんが増加します。

私は、これは、季節の変わり目には、無意識のうちに体を冷やしやすく「免疫力」、そして「自然治癒力」の両方が低下しがちだからではないかと考えます。

「アレルギー性」の鼻炎は、症状を発する時期によって「通年性」と「季節性」にわけることができます。

「通年性」とは、ハウスダストやダニなど、アレルギーの原因物質が1年中存在し、年間を通して症状に悩まされるアレルギー性の鼻炎です。

その一方で「季節性」の代表は、スギやヒノキなどの花粉症です。

また、近年では、黄砂やPM2・5などが原因となる鼻炎も「季節性」だと言えるでしょう。

風邪を引きやすい人はまず「鼻」チェック

「一年に何度も風邪をひく」

という人がよく来院します。

また、季節の変わり目になると、必ずと言っていいほど風邪をひく人もいます。

でも、多くの人は、

「体力がないからしょうがない」

「毎日、忙しくて…」

と、あきらめてしまっています。


風邪をひく主な原因は、ウイルスの感染です。

しかし、本来、人間の体には原因ウイルスをシャットアウトし、健康に維持する力が備わっています。

ウイルスが体に侵入したとき、私たちの体はまず、鼻や口の粘膜で排除します。

その最初の関門である**鼻を正しく使えていないと、ウイルスがガードをすり抜けて体内に入ってしまう**のです。

「鼻」は、においを感じる「嗅覚」を備えた器官です。

でも鼻は、においを嗅ぐ以外にも大切な役割を担っています。

それは、**呼吸をする**ということ。

鼻は気道の入り口であり、口ではなく鼻で呼吸をするのが、私たち本来の姿なのです。

空気を鼻から吸い込むと、「鼻腔」と呼ばれる鼻の穴を通り抜け、のどの部位である「上咽頭」「中咽頭」「下咽頭」と気道を通って肺に達します。

外から見える鼻の入り口部分には、**鼻毛**が密集して生えています。

そして、その奥にある鼻の穴が「鼻腔」と呼ばれ、内側は粘膜でびっしりと覆われています。

粘膜には「**繊毛**《せんもう》」と呼ばれる細い毛が生えていて、常に湿った状態にあります。

この鼻毛や繊毛が、異物を除去し、暖かく湿った空気を体内に取り入れる大きな役割を果たしているのです。

つまり、鼻で呼吸をすることで、空気中の病原菌を排除し、さらに外気を適温にまで温めて加湿しているのです。

鼻は超高性能のフィルターをつけた空気清浄機、加湿器、そしてエアコンのすべての機能を兼ね備えていると言っていいでしょう。

そのため、せっかく備わった**鼻の機能を使わずに、口で呼吸することが多いと風邪をひきやすくなってしまう**のです。

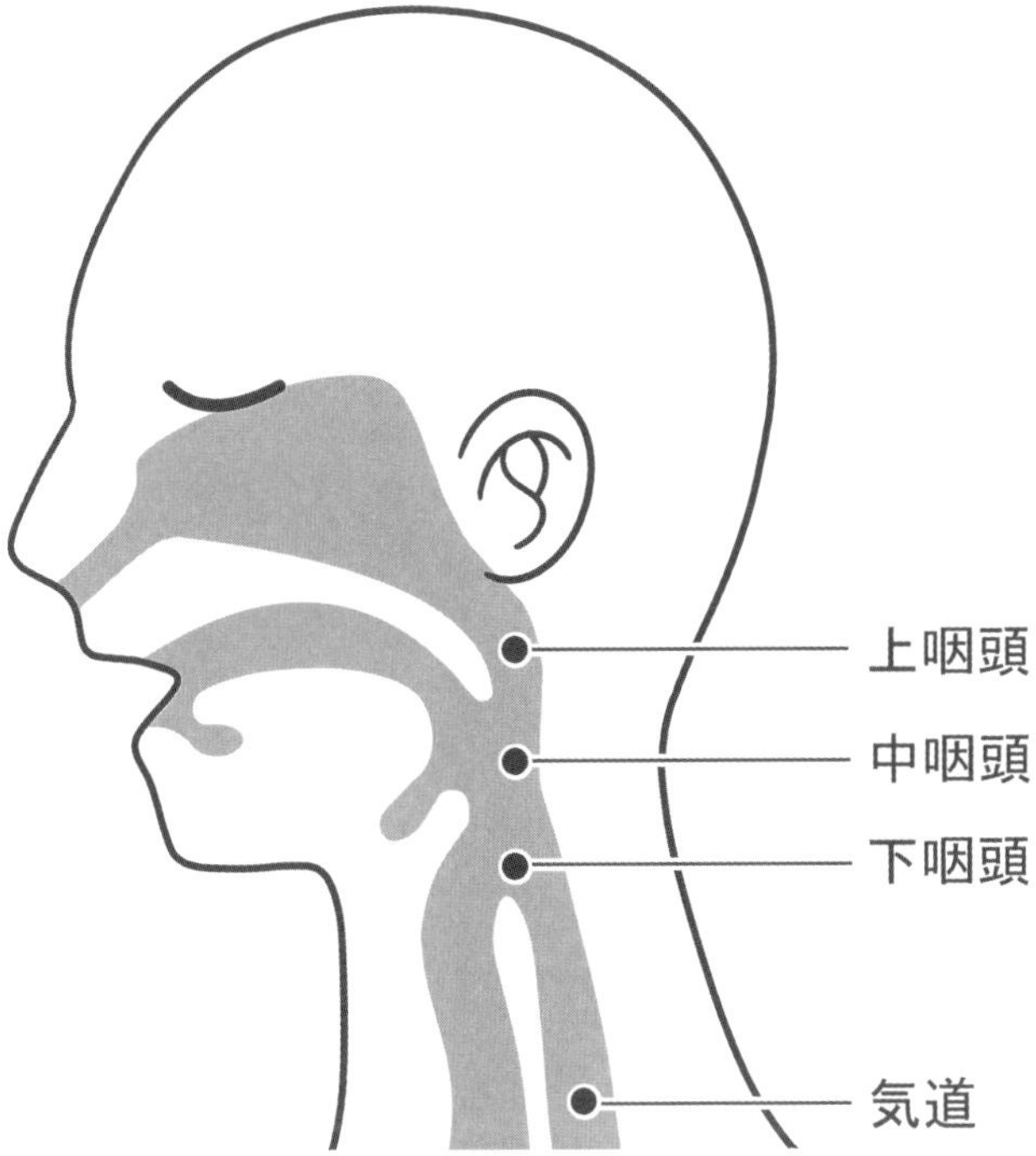
上咽頭
中咽頭
下咽頭
気道

鼻づまりを放っておくと聞こえづらくなる

風邪をひいたり鼻炎を起こしたりして鼻がつまると、耳が聞こえにくくなったり、耳栓をしているような違和感を感じることがあります。

実は、鼻の奥は耳管《じかん》という管で耳にもつながっているため、**鼻づまりが耳の症状も引き起こす**のです。

鼻と耳管のつながりは普段は閉じていますが、耳に空気を送り込み外との圧力を一定に維持する必要があるときに開きます。

たとえば、電車に乗っていてトンネルに入ったときや、飛行機で上昇、下降するときなど、耳がつまった感じになることがあります。

そんなときは無意識のうちに、唾液を飲み込んだりあくびをしたりするでしょう。

そうすることで耳管が開き、中耳に空気が送り込まれて押されてへこんだ鼓膜をも

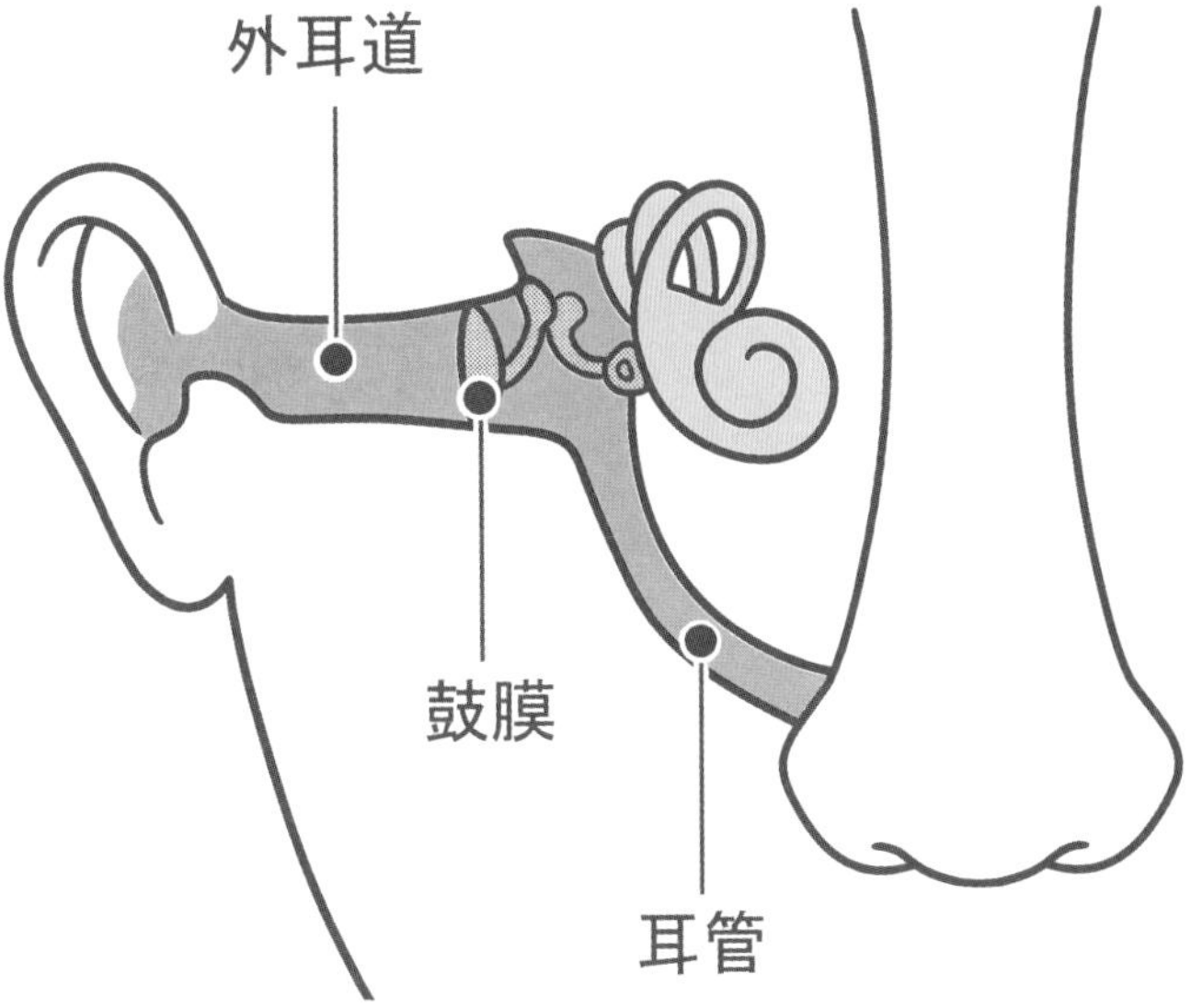
外耳道
鼓膜
耳管

とに戻そうとしているのです。

私たちの鼻の中は、とても精巧な機能を備えていることをお話ししました。

鼻の内側は、粘膜で覆われているため、表面をよい状態に維持するよう常に**鼻水**がつくられています。

その量は、健康な人でも1日1リットルから1・5リットルにもなります。

鼻水は繊毛によってのどの奥に送られ、私たちは知らず知らずのうちに飲み込んでいるのです。

しかし、鼻炎などになり鼻の粘膜が腫れると、この仕組みがうまく働かなくなり、鼻水が増えたり、粘っこくなったりして鼻の奥にたまります。

これが**鼻づまり**の大きな原因の一つです。

そして、鼻炎などが起きると粘膜が腫れて鼻腔が狭くなります。

そして、さらに鼻がつまりやすくなるのです。

主な鼻づまりの原因としては、ほかに、副鼻腔炎《ふくびくうえん》（蓄膿症《ちくのう》）やポリープなどが考えられます。

そして「たいしたことない」と、鼻づまりを放っておくと、耳管の粘膜が炎症を起こして狭くなり、空気の圧力調整ができなくなって耳が聞こえづらくなるのです。

鼻がつまって耳が聞こえづらくなったときは、ムリに通そうとして「ちーん」と激しくかまないようにしましょう。

なんども激しく鼻をかむと炎症が悪化して、ますます聞こえづらくなることがあります。

また、反対に、鼻をかまないで鼻水をすすっていると、耳管を通して中耳に粘液や細菌が逆流して炎症を起こすこともあります。

鼻がつまって聞こえづらいときは、片方ずつ静かにかむようにしましょう。

「副鼻腔炎《ふくびくうえん》」は目や脳にも影響する

風邪をひいたあと、いつまでも鼻水が止まらなかったり鼻がつまったりする。また「鼻炎かな」と思っていたら、粘り気のある鼻水が出るようになってのどに引っかかる。

そんな症状があったら**副鼻腔炎《ふくびくうえん》**かもしれません。

以前は**「蓄膿症《ちくのう》」**とも呼ばれていた「副鼻腔炎」。

副鼻腔とは、鼻の穴（鼻腔）とつながった空洞のことで、目の奥や鼻の両側などに合計で4対あります。

副鼻腔は、外気温に関わらず、鼻から体に取り入れた空気を37度の温度で、湿度100％に調整してくれるとても大切な役割を担っています。

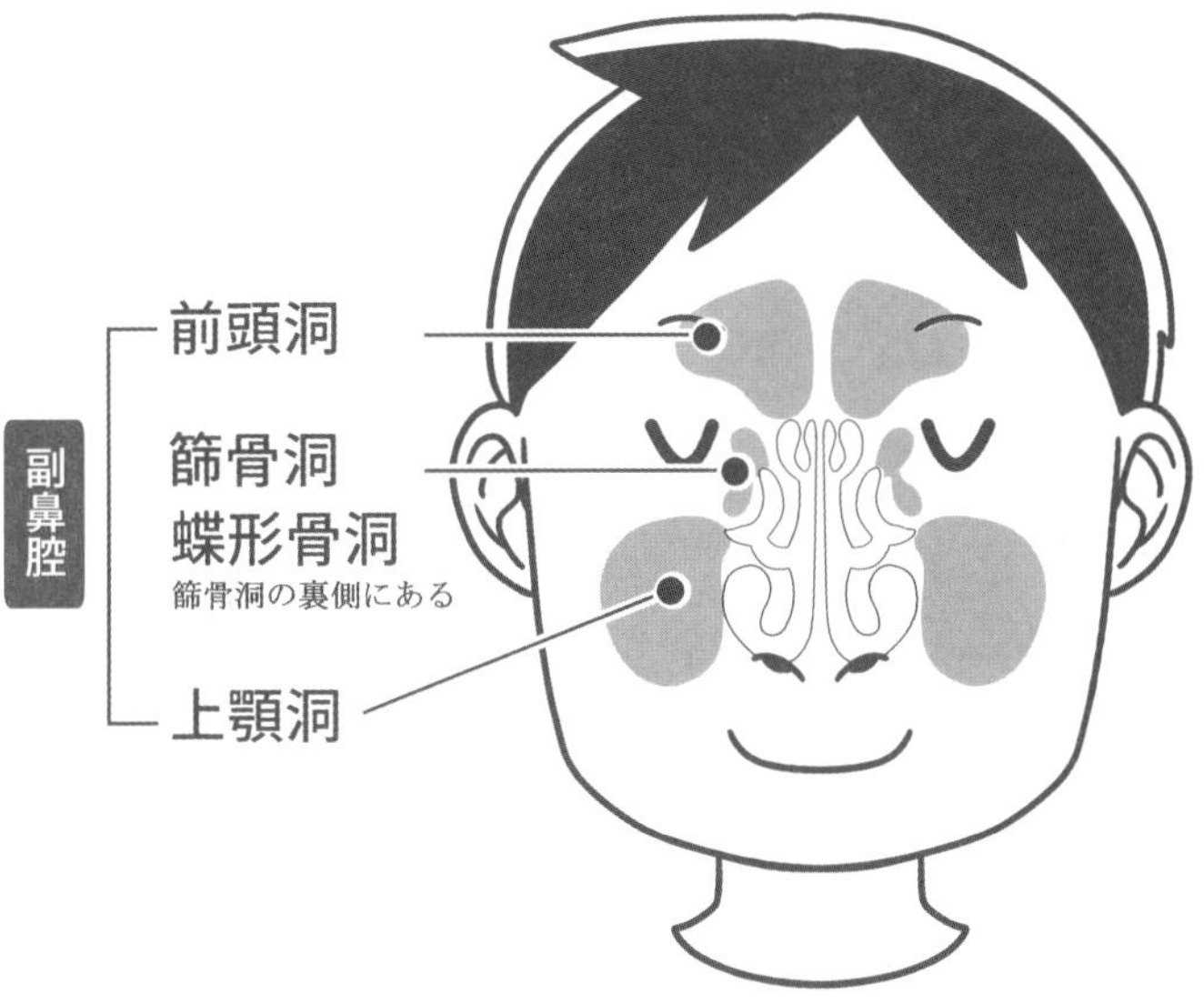
副鼻腔
前頭洞
篩骨洞
蝶形骨洞
篩骨洞の裏側にある
上顎洞

「副鼻腔炎」は、副鼻腔をおおう粘膜が炎症を起こしたり、副鼻腔と鼻をつなぐ管が閉塞したりして、副鼻腔内の粘液が正常に排泄されなくなった状態を指します。副鼻腔内に液体がたまることで、鼻水や鼻づまりなどの症状を繰り返し、黄色や緑色のドロドロした鼻水が出ることも多くなります。

１９６０年代までの日本では、副鼻腔炎の患者さんの３分の２以上が10～20代でした。

50代以上の方であれば、「青っぱな」を垂らした子どもを見た記憶がある方も多いでしょう。

また、青っぱなは、副鼻腔炎だけでなく、タンパク質などの栄養が不足していたという当時の事情もありました。

それ以降は、食生活の変化や、薬物治療の進歩で患者数そのものが減っていますが、現在でも、副鼻腔炎の患者さんは日本国中で１００～２００万人いると推定されています。

また、最近では、副鼻腔のなかにポリープができて、鼻がつまって呼吸がしづらくなる「好酸球性副鼻腔炎」も増加しています。

症状が1カ月以内の場合「急性副鼻腔炎」、3カ月以上続くときは「慢性副鼻腔炎」と呼ばれています。

慢性副鼻腔炎になると、うみを排泄する働きが衰えたまま、副鼻腔のなかに病原体たまり続けて炎症が悪化します。

すると、においが感じられなくなったり、頭痛がしたりなどの別の症状が現れます。また**副鼻腔炎を放置しておくと、アレルギー性鼻炎や気管支喘息などを引き起こしやすくなる**ことがわかっています。

さらに、そのまま悪化させると「目の奥がズキズキする」「目が疲れやすい」などの目の症状や、難聴などの耳のトラブル、まれに髄膜《ずいまく》炎などの脳の合併症を伴うことがあり、意識障害などが起こる可能性もあるのです。

いびきには「睡眠時無呼吸症候群」が隠れている

「鼻のトラブル」といえば「いびき」を思い浮かべる人も多いでしょう。

また、自分では気づきにくくても、家族や友人から「いびきがうるさい」と言われて自覚するケースもよくあります。


いびきの主な原因は、寝ているときに空気の通り道である「上気道」、つまり、のどの上部がなんらかの理由でせまくなることにあります。

気道がせまくなると、空気の抵抗が大きくなり粘膜が振動して音が発生するのです。


いびきをかく、かかないは、寝ているときの姿勢に大きく関係があります。

いすに座ってうたた寝をしているときに、いびきをかく人は多くありません。

しかし、体を仰向けにして横になったときは、重力の影響で舌の付け根や「軟口《なんこう》

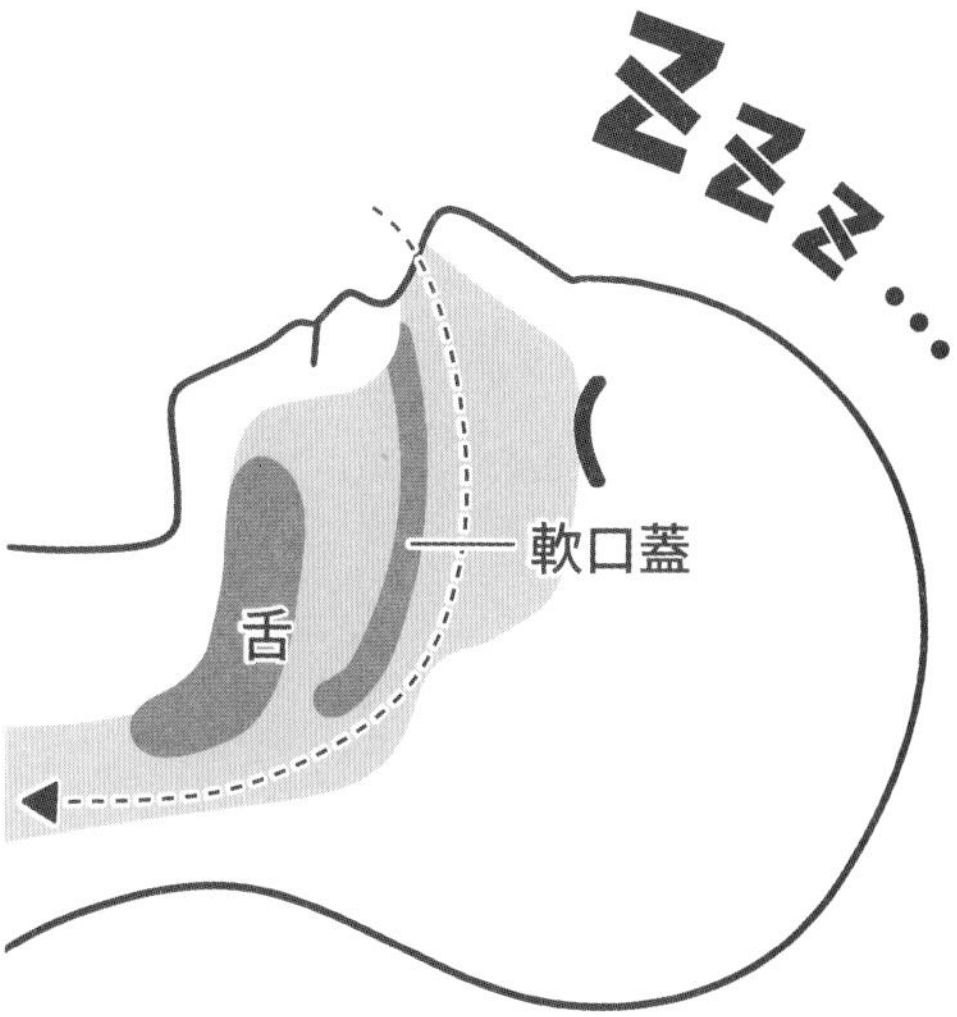
Zzzz…
軟口蓋
舌

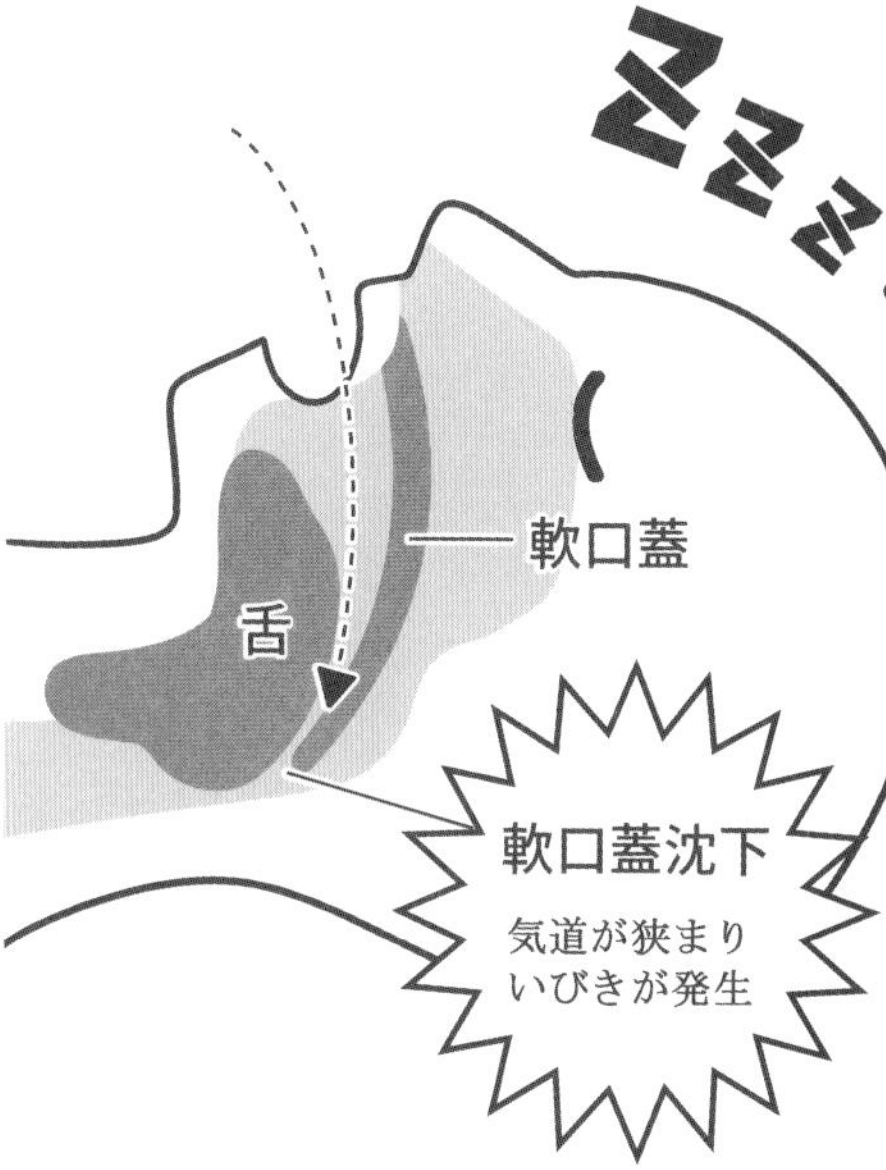
Zzzz…
軟口蓋
舌
軟口蓋沈下
気道が狭まり
いびきが発生

蓋《がい》」と呼ばれる、食べものを飲み込むときに鼻に入るのを防ぐ「ふた」となる部分が落ちてくるため上気道がせまくなりやすいのです。

また、

「お酒を飲んだ日だけいびきをかく」

という人もいるかもしれません。

アルコールは、気持ちをリラックスさせると同時に、筋肉を緩める作用も持っています。そのため、舌やのどのまわりの筋肉が弛緩して、いびきをかきやすくなるのです。

中医学では、胃腸の働きが衰えて硬化し、腹式呼吸がうまくできなくなると、いびきをかきやすくなるとも考えられています。

実は、**いびきは「睡眠時無呼吸症候群（略称ＳＡＳ）」かどうかを知る、代表的なサインの一つ**です。

「睡眠時無呼吸症候群」とは、寝ている間に呼吸が止まってしまう病気です。

医学的には「10秒以上の空気の流れが止まった状態」を「無呼吸」と定義し、無呼吸が一晩（7時間）の睡眠中に30回以上、または1時間の間に5回以上あれば「睡眠時無呼吸症候群」と診断されます。

「睡眠時無呼吸症候群」の恐ろしさは、寝ている間の症状のため、本人がなかなか気づけない点です。

「睡眠時無呼吸症候群」では、寝ている間になんども呼吸が止まるため酸素が欠乏します。

すると、私たちの体は、酸素の不足を補うために、血流を促そうと血管を収縮させます。そして、動脈に血液を押し出す心臓にも負担をかけるため、**『睡眠時無呼吸症候群』の人は、高血圧、心筋梗塞、脳卒中、突然死などになりやすくなる**と報告されているのです。

ぐっすり眠りたければ「鼻」を治しなさい

「いびきをかくのはいつものこと」

「たまたま、疲れていただけ」


あなたはそう考えるかもしれません。

また、もしかしたら「いびきをかいているのは、熟睡している証拠」と思ってはいませんか。


しかし、**いびきは、睡眠の質を悪くする最大の要因**だと言われています。

いびきは、気道がせまくなって発生する音です。

たとえて言えば、ストローを使って一生懸命、息を吸いこもうとしているのと同じ状態です。

人は一晩で5000〜6000回の呼吸をしていると言われています。

それだけの回数の呼吸を、細くなった管を使って行うとすると、どれほど疲れるか想像がつくでしょう。

睡眠は、日中活動し疲れた脳と体を休息・回復させるためのものです。

それなのに「いびきはいつものこと」とそのままにしておくと、疲労が蓄積していきます。

また、一晩中いびきをかいていると、呼吸を司る自律神経も疲れ切ってしまいます。

コンピューターを酷使すると、熱を持って処理スピードが落ちたり、フリーズしたりするでしょう。

私たち人間の体も、睡眠の質が悪いと、同じように脳、そして体全体の機能が落ちてしまうのです。

やる気はあるのにだるくて体がついていかない。

集中しようと思っても、いつの間にか意識が飛んでいる。

そんな自覚症状があったら、寝ている間のいびきを解消することを考えましょう。

第2章で詳しくご説明しますが、いびきの大きな原因には、口呼吸による舌の位置の低下があります。

正しく鼻を使って呼吸をすることで、いびきは改善されることが多いのです。

また、そのほかにも、鼻づまりや、のどまわりの肥満や筋力の衰えがあるといびきをかきやすくなります。

本書では、鼻づまりに効果的なエクササイズやツボ押しのほか、6章で、首まわりの血行をよくし、のどの脂肪の代謝を促すツボをご紹介しています。

また、人によっては、筋肉の活力を高める「補中益気湯《ほちゅうえっきとう》」という漢方薬が有効な場合もあります。

ただし、扁桃肥大など、器質的な問題が原因の場合は、専門医に相談することをお勧めします。

鼻が悪いと脳がオーバーヒートする

人の体で最も熱に弱いのが脳です。

脳は、温度が40・５度を超えると機能障害を起こすと言われています。

そのため、頸動脈から毎分5リットルもの血液が流れ込み、温度を維持する仕組みになっています。

しかし、気温が上昇したり激しい運動をしたりすると、あっという間に体温は40度近くにまで上がります。

そんなとき、私たちの体では、急速に脳を冷やすシステムが作動します。

そのシステムの主役が、実は**鼻**なのです。

脳の温度が上がると、鼻粘膜で冷やされた静脈からの血流が増加し、脳をクールダウンします。

さらに、頭部から発汗し、汗が蒸発するときに気化熱を奪い、脳の温度を下げるのです。

ところが、鼻が悪く、口呼吸になっていると、鼻の粘膜でうまく静脈血を冷やすことができず、このシステムがうまく働かなくなります。

つまり、**鼻が悪いと、脳がオーバーヒートして、熱中症などになりやすくなってしまう**のです。

その鼻血、高血圧や動脈硬化の前兆かも？

鼻血は、患者さんの数でいえば、10歳までの子どもと60歳以上の高齢者によくみられます。

アレルギー性鼻炎などで鼻の粘膜が炎症を起こしていると、鼻血が出やすい場合もあるでしょう。

鼻は皮膚と粘膜の境目の部分に細かい血管が集まっているため、ちょっとさわったりぶつけたりして小さな傷をつくると出血しやすいのです。

鼻血の９割は、粘膜に対する外部からの刺激によるものと考えられます。

でも実は、**大人の鼻血には背後に重大な病気が隠れている可能性があります。**

たとえば高血圧。血液を押し流そうとする力が高くなるため、鼻に集まっている毛細血管が切れやすくなって鼻血が出やすくなります。

また、動脈硬化が進むと血管がもろくなり、鼻腔の奥にある太い血管が破れて鼻から出血することもあります。

血栓症などの治療で、血液の粘度を抑える薬を服用している場合も、鼻血が出やすくなることがあります。


大人の鼻血は、量と時間、そして頻度に気をつけましょう。

たとえば、

- **量　鼻血がコップ一杯など大量に出る**
- **時間　30分以上止まらない**
- **頻度　すぐに止まっても数時間後や数日後に繰り返す**

鼻血が大量に出て止まらないときは、動脈からの出血の可能性がありますから、専門的な処置を必要とします。

また、出血を繰り返す場合は、鼻だけでなく血が止まりにくくなっている体の状況があったり、鼻の中に腫瘍があったりする可能性が少なくありません。

「たかが鼻血」と軽く考えず、専門医の診断を仰いでください。

ラーメンを食べて鼻水が出るのは体の防衛反応

ラーメンやうどんなど、湯気が立つアツアツのものを食べようとすると、鼻水がツーっとたれることがあります。

実は、これは、熱い湯気から体を守る「防衛反応」です。どういうことかというと、ラーメンなどの湯気の**熱い刺激を感じた鼻が、鼻水を出して熱を冷まそうとしている**のです。

運動したりお風呂に入ったりして体温が上がると、汗をかいて体温を下げようとするのと同じ反応だと言えるでしょう。

また反対に、暖かい部屋から急に寒いところに出ると、鼻水が出ることもありますよね。

冷たい空気も同じこと。

鼻にいきなり入ってきた冷気を暖めようと鼻水が大量に出るため、鼻からあふれてくるのです。

こうして一時的に鼻水が出るのは、体の自然な反応ですから問題ありません。

ただ、近年では「寝起きにベッドから出ると鼻がつまる」「真冬にお風呂に入ろうとして服を脱ぐと鼻水が出る」というように、温度の変化に敏感に反応して鼻水が出る人が増えているようです。

こうした症状は、一般的に**「寒暖差アレルギー」**と呼ばれています。

でも「アレルギー」という名前がついてはいるものの、検査をしても原因となる特定の物質は見つかりません。

実は「寒暖差アレルギー」は、体温を調節する自律神経が乱れて、鼻水をコントロールできなくなって起こると言われています。

気温などの変化で鼻水が出やすくなっている人は、第2章以降でご紹介する方法で、自律神経のバランスを整えるよう心がけてみましょう。

鼻毛を抜くと鼻から病気がやってくる

男性も女性も、鼻から毛がはみ出していると、見た目の印象が変わってしまいます。そのため、鼻毛のお手入れをする人も少なくありません。

近年では、スティックに脱毛のワックスをつけて鼻の穴に差し入れ、いっきに鼻毛を抜いてしまう方法も流行っているようですね。

そうしたワックスを使わないまでも、特に男性は、鼻毛を抜いてしまう人が多いのですが、**鼻毛を抜くのは絶対にやめてほしい**のです。

あるとき、私の治療院にきた男性の小鼻がぷっくり膨れ上がっていたことがありました。

話を聞くと、鼻毛を抜く習慣があるとのことで、抜いた毛穴から雑菌が入って炎症を起こし**「鼻前庭炎《びぜんていえん》」**になってしまったのです。

また、そもそも鼻は、のど、気管、肺につながり、私たちが健康に生きていくために不可欠な呼吸の始まる器官です。

その鼻の入り口にあり、ホコリや細菌などの侵入を防いでくれているのが鼻毛なのです。

鼻毛がなかったら、病原体が直接、肺や体内に入りこみ感染症にかかる危険性がいっきに高まるでしょう。

また、気管や肺は、とても乾燥に弱く、乾いた空気をあびるとすぐに炎症を起こします。

つまり、ぜんそくや間質性肺炎になりやすくなってしまうのです。

鼻毛は、外から吸い込む空気の温度や湿度を調整することにも役立っています。

鼻毛がなくなって、外気を直接、体内に取り込み続けていたら、体温を維持するだけで、身体中のエネルギーがムダ遣いされてしまいます。

「鼻毛ワックス」で、鼻毛をスッキリ取り去る習慣があった男性は、

「鼻毛を抜くようになってから、風邪をひきやすくなった気がする」

と言っていました。


鼻毛の処理は、絶対に抜かず、先の丸くなったハサミでカットするようにしましょう。

鼻が悪いと顔のたるみが加速する

鼻の健康は、いつまでも若々しくありたい人たちの外見にも大きく影響を及ぼします。

鼻を正しく使わず、口を「ポカン」と開けて呼吸していると、口を閉じる筋肉がまったくと言っていいほど働きません。

そして、口元の筋肉が緩んでたるんでしまうのです。

ここでちょっと試してみてください。

口をしっかり閉じて鼻呼吸をすると、口のまわりがキリッと引き締まるのがわかります。

口まわりの筋肉である「口輪筋」は、顔の表情筋の7割以上とつながっていると言われています。

つまり、口輪筋がしっかり働かないことで、

・鼻から口までの距離が長くなる
・顔全体が下に下がる

という状況に陥り、顔全体が下がって輪郭が大きく崩れます。

さらに、口の開けっ放しは、舌の筋肉もゆるめてしまい、舌がなかに落ち込むことにつながります。

すると、あごから首にかけてもたるみ、二重アゴになりやすくなります。

また、舌が落ち込みやすくなると、いびきをかきやすくもなるでしょう。

さらに口で呼吸をしていると、舌で前歯を押すように食べ物を飲み込みがちになります。

このときの前歯にかかる圧力によって、噛み合わせや歯並びが乱れることがわかっ

ています。

つまり、**顔がたるむばかりでなく、歯並びも悪くしてしまうのが口呼吸なのです。**

次の第2章では、不調や病気を防ぐための、正しい鼻の使い方をご紹介していきましょう。

第2章

「鼻呼吸」で免疫力をグングン高める

そもそも口で呼吸をするのは人間だけ

赤ちゃんは、おっぱいを飲みながら呼吸をしなければなりません。

そのため、鼻呼吸が得意です。

皆さんも、**ペットボトルでなにかを飲みながら、鼻で呼吸をしてみてください。**

よほど意識しないと、飲み物をこぼしそうになる人がほとんどではないでしょうか。

つまり大人の多くは、無意識のうちに口で呼吸をしていることが多いと言えるでしょう。


しかし鼻呼吸は、子どものときにだけできる、特別な技術なわけではありません。

人間は本来、鼻で呼吸する生き物なのです。


人間以外の哺乳類は、鼻で呼吸し、口で食べものを食べます。

馬や犬などを思い浮かべていただくとわかりやすいのですが、鼻でフンフンと呼吸していますよね。

犬は口を開けて「ハァハァ」していることもありますが、あれは呼吸のためにしているのではなく、口で息をすることで体の熱を放出しているのです。

私たちも、本来は、鼻から呼吸をすることを前提に体の仕組みがつくられています。ところが、進化の過程で言葉を発するようになったとき、人間の体では気管と食道が１本に交わるようになりました。

そのため、口でも呼吸ができるようになったのです。

第１章でお話ししたように、鼻は、超高性能のフィルターをつけた空気清浄機、加湿器、そしてエアコンのすべての機能を兼ね備えています。

その鼻を使って呼吸をすることで、私たちの体の機能は正しく働くようになっています。

ところが近年「ポカン」と口を開けて呼吸をしている人が目につくようになりました。

口で呼吸をするのは「間違った体の使い方」をしているということです。

そのため、人間が本来持つ「健康であろう」とする力が大幅にダウンし、逆に体に大きなストレスがかかります。

つまり、**鼻を正しく使わないために、さまざまな不調の原因となっているのです。**

寝ている間だけ口呼吸をしている可能性もある

実は、鼻で呼吸をすることが「体の正しい使い方」だと知っている人は、そう多くありません。

そのため、

「もしかしたら、口で呼吸していませんか？」

と私がたずねても、

「そうかもしれません」

とあっさり答える人が意外に多いのです。

また、「呼吸は鼻と口、両方でするもの」だと思っている人も少なくありません。

日本だけでなく、中国など世界の呼吸法を確認すると、ほぼすべてが「吸い込むときは鼻から」とされています。

しかし、吐き出すときは「鼻から」と「口から」で意見がわかれています。

そのため、空気を吸い込むときも、鼻と口、どちらを使ってもいいと考える人がいるのでしょう。


また、自分では「鼻で呼吸をしている」と思っていても、寝ている間だけ口で呼吸している人も少なくありません。


「朝、目が覚めたとき、口がカラカラ」

「起きるといつも、のどがヒリヒリしている」

「唇がカサカサになりやすい」

などの症状があったら、寝ている間に口呼吸になっている可能性が高いでしょう。

口呼吸で免疫力が大幅にダウンする理由

息を吸ったり吐いたりするだけでなく、ものを食べて噛み砕くときも、口を閉じているのが正しい体の使い方です。

「クチャクチャ」と音を立ててものを食べる人は、口を開けて噛んでいることが少なくありません。

では、なぜ、口を開けてものを噛んだり、口呼吸をすることが、私たちの免疫力を大幅にダウンさせるのか。

その大きな理由の一つが、口を開けている時間が長ければ長いほど、だ液が蒸発しやすくなるからです。

だ液には、私たちの体をさまざまな敵から守り、免疫力を高めるたくさんの働きがあります。

まず、だ液には、口から入ったウイルスや細菌の増殖を防ぐ抗菌作用があります。また、だ液に含まれる免疫成分が、体内に入る細菌を減らすだけでなく、乾燥しているところが好きな、風邪やインフルエンザのウイルスなどにも感染しにくくしてくれます。

さらに、だ液はアレルギー反応の抑制にも役立っています。

よく噛んでだ液をしっかり分泌させると、消化酵素の働きで食べものの消化がスムーズに促されます。

食物アレルギーなどの一般的なアレルギーは、体内に入ってきたものを「異物」と判断した体が、過剰に反応することで起こると言われています。

ものを噛んでだ液を出すことで、アレルギー反応の発症を予防することができることがわかっているのです。

加えて、発がん物質である食品添加物や、活性酸素の毒消しをしてくれる酵素も含まれるだ液が、口を開けていることでどんどん失われたら、免疫力がガクッと衰えてしまうのはおわかりになるでしょう。

なぜ口呼吸がアレルギーの大きな原因になるのか

だ液の量を減らしてしまうことに加え、さらに深刻な状況に体を陥れるのが口呼吸です。

なぜなら、**口呼吸をすると、のどの奥の「扁桃《へんとう》」を鼻のフィルターを通っていない外気が直撃する**からです。

扁桃とは、外部からの病原体を防ぐために、のどの粘膜のなかに発達したリンパ組織のこと。

細菌やウイルスなどを撃退する白血球のもとになる細胞が集まった、免疫の要となる非常に重要なパーツです。

口呼吸で空気が扁桃を直撃すると、扁桃部分は乾燥してダメージを受けます。

そして、異物をブロックするはずの組織がばい菌のたまり場になってしまうのです。

さらに、鼻を通らない空気は冷たく乾いています。

そのため、扁桃の温度がガクッと下がります。

医学博士の西原克成氏によると、のどの体温が0・5度から1度下がるだけで、白血球の持つ「細菌やウイルスを退治する力」の多くが奪われてしまうといいます。

また、のどの体温が下がると、白血球自体がばい菌に感染しやすくなります。

そして、ばい菌を抱えた白血球が、血液の流れにのって身体中をかけめぐります。

鼻炎や花粉症などのアレルギー症状は、こうして毒された白血球が大きな原因だという説もあります。


つまり、口呼吸によってだ液を失い、扁桃にダメージを与えることで、つらい鼻の症状が発生する可能性がグンと高くなるのです。

鼻は体のエネルギー発電所

私たちの体のあらゆるパーツは、すべてが細胞から成り立っています。

そして、人間を形づくる37兆個もの細胞、その一つ一つは、呼吸で取り入れた酸素を使ってエネルギーをつくりだしています。

心臓を動かして血液を全身に送ったり、食べたものを消化したりするだけでなく、動いたり考えたりと、人間が活動するためにはエネルギーを必要とします。

このエネルギーをつくりだす役割を担っているのが、細胞内の**「ミトコンドリア」**です。

実は、ミトコンドリアは温度に非常に敏感なことがわかっています。

37度を適温とし、体温がそれ以下になるとガックリと働きが衰えてしまうのです。

ミトコンドリアの働きを鈍らせる大きな原因に、口呼吸があると私は考えます。

口から空気を吸い込むと、のどだけでなく肺まで、外気が冷たいまま届きます。

そして、体を深部から冷やしてしまうのです。


さらに、口で息を吸ったり吐いたりすると、どうしても呼吸が浅くなりがちです。

緊張しているときなど、口で「ハアハア」と呼吸しますよね。

呼吸が浅いと、2種類ある自律神経のうち、興奮したり緊張したりすると優位になる交感神経が活性化されます。

交感神経は、血管を収縮させますから、血流が悪くなります。

つまり、体温維持に必要な血液の流れが悪くなって、体が冷えてしまうのです。


また先ほど、口呼吸によってのどの体温が下がると、白血球がばい菌に感染しやすくなるとお話ししました。

口呼吸でばい菌に感染した白血球は、全身にばい菌を運びます。

郵 便 は が き

料金受取人払郵便

豊島局承認

2754

差出有効期間
2024年10月
31日まで

●上記期限まで
切手不要です。

170-8790

333

東京都豊島区高田3-10-11

自由国民社

愛読者カード 係 行

住所	〒□□□-□□□□ 都道府県 市郡(区)			
	アパート・マンション等、名称・部屋番号もお書きください。			
氏名	フリガナ	電話	市外局番 市内局番 番号 ( )	
		年齢	歳	
E-mail				

どちらでお求めいただけましたか？

書店名（ ）

インターネット 1．アマゾン 2．楽天 3．bookfan
4．自由国民社ホームページから
5．その他（ ）

ご記入いただいたご住所等の個人情報は、自由国民社からの各種ご案内・連絡・お知らせにのみ利用いたします。いかなる第三者に個人情報を提供することはございません。

『**鼻は1分でよくなる！**[新装版]』を
ご購読いただき、誠にありがとうございました。
下記のアンケートにお答えいただければ幸いです。

●本書を、どのようにしてお知りになりましたか。

□新聞広告で（紙名：　　　　　　　　　　新聞）
□書店で実物を見て（書店名：　　　　　　　　　　）
□インターネットで（サイト名：　　　　　　　　　　）
□人にすすめられて　□その他（　　　　　　　　　　）

●本書のご感想をお聞かせください。

※お客様のコメントを新聞広告等でご紹介してもよろしいですか？
（お名前は掲載いたしません）　□はい　□いいえ

ご協力いただき、誠にありがとうございました。
お客様の個人情報ならびにご意見・ご感想を、
許可なく編集・営業資料以外に使用することはございません。

そして、運ばれた先の細胞のミトコンドリアは障害を起こし、働きが鈍くなってしまうのです。

鼻で呼吸をすることは、体を冷やさずミトコンドリアを活性化させます。

つまり、**鼻は全身のミトコンドリアのエネルギーを生み出す、エネルギーの発電所であるとも言える**のです。

口呼吸は全身の「炎症」を引き起こす

近年、

「体の慢性的な疾患は〝慢性の炎症〟が原因である」

という考えが主流になってきています。

「慢性疾患」とは、じわじわと発症して、治療が長期に渡るもので、高血圧、糖尿病、そして花粉症や鼻炎などのアレルギー性の疾患などもその一つです。

私たちの体には、ケガをしても修復しようとする力や細菌やウイルスなどを排除しようとする力が備わっています。

転んだり、擦りむいたりしたとき、ケガをした傷口は、赤く腫れて痛んだり熱を持ったりしますよね。

また、風邪をひくと、のどが赤くはれたり咳《せき》やくしゃみが出たりします。

これが体の「炎症反応」です。

「炎症反応」は、傷を治そう、病原菌を追い出そうとして、細胞や血管が働いていることを表しています。

皮膚が修復されたり、のどの赤みが収まったりなど、比較的、短い時間で体が元どおりになるのは「急性炎症」と呼ばれています。

その一方で、慢性的に刺激を与え、慢性の疾患を引き起こすのが「慢性炎症」です。

慢性の炎症が起こる原因は、さまざまな説があります。

しかし、最も大きな要因の一つが、劣化した細胞や死んだ細胞のカスだと考えられています。

なぜなら、老化した細胞や死滅した細胞は、炎症のシグナルを発するからです。

たとえて言えば、急性の炎症は、急に起きた火事のようなもの。

速やかに消火することで、ダメージは最小限に抑えられます。

ところが慢性の炎症は、じわじわと種火がくすぶっているようなものです。気づかぬうちに、家を土台から焼き尽くし、燃え広がったときには取り返しのつかない惨事になっているのです。

劣化した細胞や細胞のカスは、自然治癒力が活発に働いて入れば迅速に処理されるものです。

しかし、口呼吸が習慣になっていると、細胞が代謝するエネルギーを供給するミトコンドリアの働きが鈍ります。

そして、細胞がエネルギー不足になって細胞の新陳代謝がうまくいかず、体のあちこちで炎症が起こるようになってしまうのです。

つまり、**慢性炎症の種火を減らすためにも、鼻で呼吸をすることがとても重要なのです。**

口呼吸は認知症の原因にもなる

口で呼吸をしていると、ミトコンドリアの働きが弱り、炎症を引き起こしやすくなるばかりではありません。

なんと、脳にも悪影響を及ぼし、**認知症**の原因にもなるという研究結果があります。

東京の三鷹市にある、医療法人社団智徳会「ファミリー歯科医院」の院長、佐野真弘氏と、当院歯科医師である佐野サヤカ氏の研究によると、「口呼吸は鼻呼吸よりも、前頭葉《ぜんとうよう》に酸素消費を生じる」のだそうです。

酸素の消費が多いというのはどういうことかというと「前頭葉が活動し続けて休まるヒマがない」ことを表しています。

つまり、**口呼吸では前頭葉が、慢性的な疲労に陥りやすいのです。**

前頭葉とは、大脳の表面をおおう大脳皮質の一番前にあり、論理的思考や判断、自発性ややる気、その人なりの記憶や個性に関わっている部分です。

前頭葉がいつも疲れていると、注意力が低下し、的確な思考や判断を下すことが難しくなり、やる気が衰えます。

さらに、一般的に認知症は、前頭葉の機能低下から始まります。

つまり、**口呼吸が慢性化すると、脳の働きが衰えて認知症になりやすくなってしまうのです。**

大人に増えている咳《せき》ぜんそくも口呼吸が原因？

近年、風邪をひいたことなどをきっかけに咳が止まらなくなる「咳《せき》ぜんそく」と診断される大人が増えています。

「咳ぜんそく」は、「気管支ぜんそく」のように、ヒューヒューという音が出ることはほとんどありませんが、とにかく咳が長引くのが特徴です。

「寝ている間にも咳が出続ける」という人も多く、ぐったり疲れて日常生活に支障を及ぼします。

「咳ぜんそく」の原因は、なんらかの理由で気道が炎症を起こしてせまくなること。気道がせまくなると呼吸時の刺激に敏感になり、咳が出ます。

私の治療院にも、「咳ぜんそく」と診断され、もう2度と大好きなダイビングができなくなってしまうのではと、悩んで来院した40代の女性がいました。

病院に行っても、ステロイドの吸入薬を処方されるばかりで、どうしたら治るのか教えてくれない。そのため、自分でインターネットでいろいろ調べ、薬以外の方法で治らないかと相談に来たのです。

私は、とにかく、**気道にウイルスや細菌を取り込まないよう、口呼吸をやめるよう**伝えました。

そして、冷たいビールが大好きだというこの女性に、しばらく冷たいものを控え「今野式深呼吸」やツボ押しなどを習慣づけるよう指導したのです。

そして、症状が激しいときは、自分にあう咳どめの漢方薬を飲んでみるように話しました。

すると、最初の1~2カ月は、漢方薬が手放せなかったのが、少しずつ咳のでる回数が減り、半年も経ったら、漢方薬を飲まなくても、すっかり咳が出なくなったのです。

鼻は「肺経《はいけい》」の要となる器官

私が治療の基本としている中医学《ちゅういがく》（中国医学）では、人間の体には、特定の内臓と関わる循環経路があると考えられており「経絡」と呼ばれています。

基本的に、12本あると言われる経絡は、お互いに密接に関わりあい影響し合っています。

経絡を簡単に説明すると、

「肺経《はいけい》」→「大腸経《だいちょうけい》」→「胃経《いけい》」→「脾経《ひけい》」→「心経《しんけい》」→「小腸経《しょうちょうけい》」→「膀胱経《ぼうこうけい》」→「腎経《じんけい》」→「心包経《しんぽうけい》」→「三焦経《さんしょうけい》」→「胆経《たんけい》」→「肝経《かんけい》」

となっています。

ここでいう「心包経《しんぽうけい》」とは、心臓、動脈、静脈、毛細血管、リンパ管を含む循環器系の総称であり、「三焦経《さんしょうけい》」とは、胃、小腸、大腸をまとめた消化器系を指しています。
なかでも**「肺経《はいけい》」**は、その後に続くすべての内臓に影響を及ぼす重要な経絡であり、「肺経」が弱ると全身が衰えると考えられています。
それもそのはず**「肺経」は、胃からスタートして、肺や気管、のどを通る、呼吸に関連する経絡**だからです。

西洋医学で、ミトコンドリアが全身のエネルギーのもとと言われるように、中医学では、呼吸で酸素を取り込むことは**「気」**を取り入れることだと言われています。

つまり「肺経」は、呼吸によって全身の気（エネルギー）とし活力につなげる、生命力の源となる経絡なのです。

そして、のどに空気を取り込むための最も重要な器官として、鼻があると考えられているのです。

ヨガや気功《きこう》では鼻呼吸が中心

近年、**気功《きこう》**や**ヨガ**は、スポーツクラブのレッスンに取り入れられるほど人気になっています。

しかし、そもそも気功やヨガは「体を鍛える」ために行うものではありません。「呼吸」「意識」「姿勢や動作」をコントロールする練習を積み重ねて、心身ともに健康になるためのものなのです。

ヨガや気功では、呼吸がとても重視されています。

特に、**鼻から吸って、鼻から吐く呼吸は「気」の流れをよくして、生命エネルギーを増幅させるだけでなく、意識をリラックスさせる効果が高い**と言われているのです。

昭和大学名誉教授であり呼吸生理学の権威、本間生夫《ほんまいくお》博士と、西洋医学に東洋医学や代替療法を取り入れた治療を行う、帯津三敬病院の設立者である帯津《おびつ》良一《りょういち》博士が書いた『情動と呼吸―自律系と呼吸法』（朝倉書店）によれば、**息を吐くときは、口から出すより鼻から出すほうが、リラックス効果が高い**といいます。

鼻から息を吐くことに意識を集中させると、空気が鼻腔の上部などを通るとき、頭蓋骨に響く音で心が静まるのだそうです。

また実は、この部位を息が通ることにより副交感神経が刺激されるため、日頃の緊張が解きほぐされるのだといいます。

ヨガでは、空気を鼻から吸って鼻から吐くとき、のどと気管との境目にある「声《せい》門《もん》」を狭くして音をたてる呼吸法があります。

「ウジャイ呼吸」と呼ばれるこの呼吸法は「勝利の呼吸」と言われ、生命力を高めると考えられています。

試してみてもらうとわかるかと思いますが、のどの奥で音をたてようとすると、強く、そして深く呼吸をしなければなりません。

そして、強く深い呼吸をしようとすると、横隔膜が大きく上下しますので、呼吸を主導する筋肉が鍛えられます。

東洋では、こうして**鼻を使って深く呼吸をすることで健康になれると、数千年も前**からわかっていたのです。

「鼻呼吸で夜中にトイレに起きなくなった」

口ではなく鼻で呼吸をするようになると、数日で体に変化があらわれます。

「最近、疲れやすくて、ものが見づらくなってきた」

と治療に通っていた50代の男性の例をあげましょう。

この男性は、晩酌が大好き。

ただ、お酒を飲んで寝ると、夜中に数回トイレに起きてしまうことが多く、朝、目覚めたときに、口の中がカラカラに乾いてしまう。

でも、

「もう年だし。お酒を飲んでいるから仕方ない」

と考えていたそうです。


あるとき、この男性がぽっかり口を開けて治療を受けているのを見た私が、鼻を使って呼吸するよう勧めました。

この男性は、自分では口で呼吸していると思っていなかったので、とても驚き、その日から、**口を閉じる**よう心がけました。

さらに、以前からテレビのコマーシャルで見ていた「寝るときに口に貼って鼻呼吸を促すテープ」を買って使ったそうです。


すると、その日から、お酒を飲んでいたにもかかわらず、夜中にトイレに一度も起きなくなったのです。

鼻で呼吸をするようになると、舌が落ち込みにくくなり気道が確保されます。息苦しさがなくなるため、この男性のように「眠りが深くなる」と報告してくれる人が少なくありません。

さらに、朝、起きたときの口の乾燥がなくなり、それまで毎日、ガブガブ飲んでいた炭酸飲料を「飲みたい」と思わなくなったのです。

また、ぐっすり眠れるようになったため、昼間の眠気が激減し「疲れを感じなくなった」と喜んで教えてくれました。

こうした変化は、目にもよい影響を及ぼしました。

3カ月もすると、これまでかなり大きく拡大しなければ見えなかったスマホの画面が見えるようになったと報告してくれたのです。

また、それまでは、原因不明の鼻炎の症状が続き、1年中、くしゃみや鼻水が止まらなかったのが、ピタリと治ったのです。

舌の位置を意識すれば鼻呼吸しやすくなる

「それならすぐに、鼻で呼吸しよう！」

と思ったら、まずは、

①普段から、起きている間は意識して口を閉じる。

②ものを食べるときにも、口を閉じて噛む。

この2つを意識してください。

次に気をつけていただきたいのが、**口を閉じたときに舌がどこにあるか**です。

実は、人間の体の構造上、舌は、上あごのくぼみにぴったりとくっついているのが正しい位置です。

舌の表面が、口の中の上の壁にくっついていれば、だ液が蒸発しにくくなり免疫機能がしっかりと働くのです。

さらに、舌がこの場所にあれば、上下の葉の噛み合わせも正しい位置に導かれます。

ところが多くの人は、口を開けっぱなしの時間が長いため、口のまわりと舌の筋肉が衰えて、舌の位置が下がっています。

舌の先が上の歯の裏側につく位置にあったり、もっとひどくなると、下の歯の裏側につくようになっているのです。

実は、舌の役目は「味覚」を感じるだけではありません。

舌は筋肉でできており、しゃべるとき、また、食べたものを噛み砕いたり飲み込んだりするときにも重要な役割を果たしています。

２０００人以上の高齢者の体力を調べた調査では、脚力や腕力が弱っている人は、舌の力も衰えていたといいます。

つまり、舌も筋肉ですから、使わなければ衰えてしまうのです。
しかし、その反面、腕や脚の筋肉と同じように、何歳になっても鍛えることができます。

起きている間は、口を閉じ、舌の位置を上あごにぴったりくっつけるように意識する。

これだけで、舌と口のまわりの筋肉は鍛えられ、口を閉めておくことが苦痛でなくなるはずです。

第3章

もう薬に頼らない！鼻がよくなる8つの習慣

習慣① 1年中マスクを身につけるのはやめる

第3章では、少し意識するだけで、鼻がどんどんよくなる8つの習慣をご紹介していきます。

鼻の機能を高めるためには、**これまで「あたりまえ」**だと思って行ってきたことのなかで、**どれが鼻によくて、どれが鼻に悪いのかを知る**ことから始まります。

そして、もし、これまで、鼻によくないことを行っていたのであれば、できるだけよい習慣を身につけるようにしてあげましょう。

本章でご紹介する「8つの習慣」は、難しいことは一つもありません。

読んですぐに実践できるものばかり。

実は、ほんの少しの違いが、鼻にいいか悪いかをわけています。

いい習慣を積み重ねてあげることが、鼻と体を大きく変える原動力になるのです。

＊　＊　＊

近年「外出するときは必ずマスクをつける」という人が少なくありません。

風邪やインフルエンザが流行る時期などに「うがい、手洗い、マスク」の3点セットで予防をするよう勧められるから、なんとなく習慣になったという人もいるでしょう。

また、人混みや花粉が飛散する時期などに、ウイルスや花粉を吸い込まないためにマスクをつける人もいるでしょう。

しかし、鼻をよくして免疫力を高めたいのであれば、マスクを日常的に身につけるのはやめてほしいのです。

なぜなら、**マスクは「口呼吸」の大きな原因となる**からです。

マスクをつけたことがある人ならおわかりになると思いますが、どんなに薄くて軽い素材でも、マスクの布は空気が通りにくくなっています。

そのため、マスクをしていると「呼吸がしづらい」と感じ、鼻だけでなく口も使って呼吸するようになってしまいます。

そして、日常的にマスクを身につけていることで、口呼吸の習慣が身についてしまうのです。


また、マスクを1日中つけっぱなしにしていると、マスクの表面にウイルスや細菌が付着します。

飲みものを飲んだり食事をしたりするたびに、マスクを取り外すと、マスクを触った手や鼻からウイルスや細菌を体内に取り込む可能性が高くなります。

そのため、患者さんを一人、診察するごとにマスクを取り替える医師もいるほどです。

どうしても、マスクをしなければならない状態のときでも、1日中同じものを着用せず、せめて、**外出先から戻ったらマスクを交換する**ことをオススメします。

習慣② 入浴時にはタオルで鼻を温める

「くしゃみ」「鼻水」「鼻づまり」の、鼻の３大症状の大きな原因に**「鼻の粘膜の腫れ」**があります。

寒い時期に症状が悪化する人は、鼻の血流が悪くなり、うっ血を起こして粘膜が腫れるのが原因です。

また、季節に関係なく血流が悪いと鼻が詰まりやすくなります。

私は鼻のトラブルを抱える人に、いつも、

「鼻のまわりを押してみて」

と言います。

すると、ほとんどの人が「イテッ」と叫びます。

鼻の周辺を触って、痛みを感じる人は鼻の周囲の血行がよくない証拠です。

日常的に鼻まわりの血流を促すには、お風呂に入ったときに、タオルを使って温めてあげるのが効果的です。

やり方はとても簡単です。

湯船につかるとき、タオルハンカチやハンドタオルをお湯で濡らし、できるだけ鼻の穴を塞がないようにすっぽりとのせます。

途中でタオルが冷えてきたら、また、お湯につけ直して、温かいタオルに交換してあげましょう。

5分ものせておけばいいでしょう。

また、湯船につかる時間がないときや、日中、鼻の調子が悪いときなどは、鼻をホットタオルで温めるのも効果的です。

小さめのタオルを濡らし、電子レンジで30秒～1分程度温めたタオルを鼻にのせます。

タオルが冷めたら鼻から外してください。

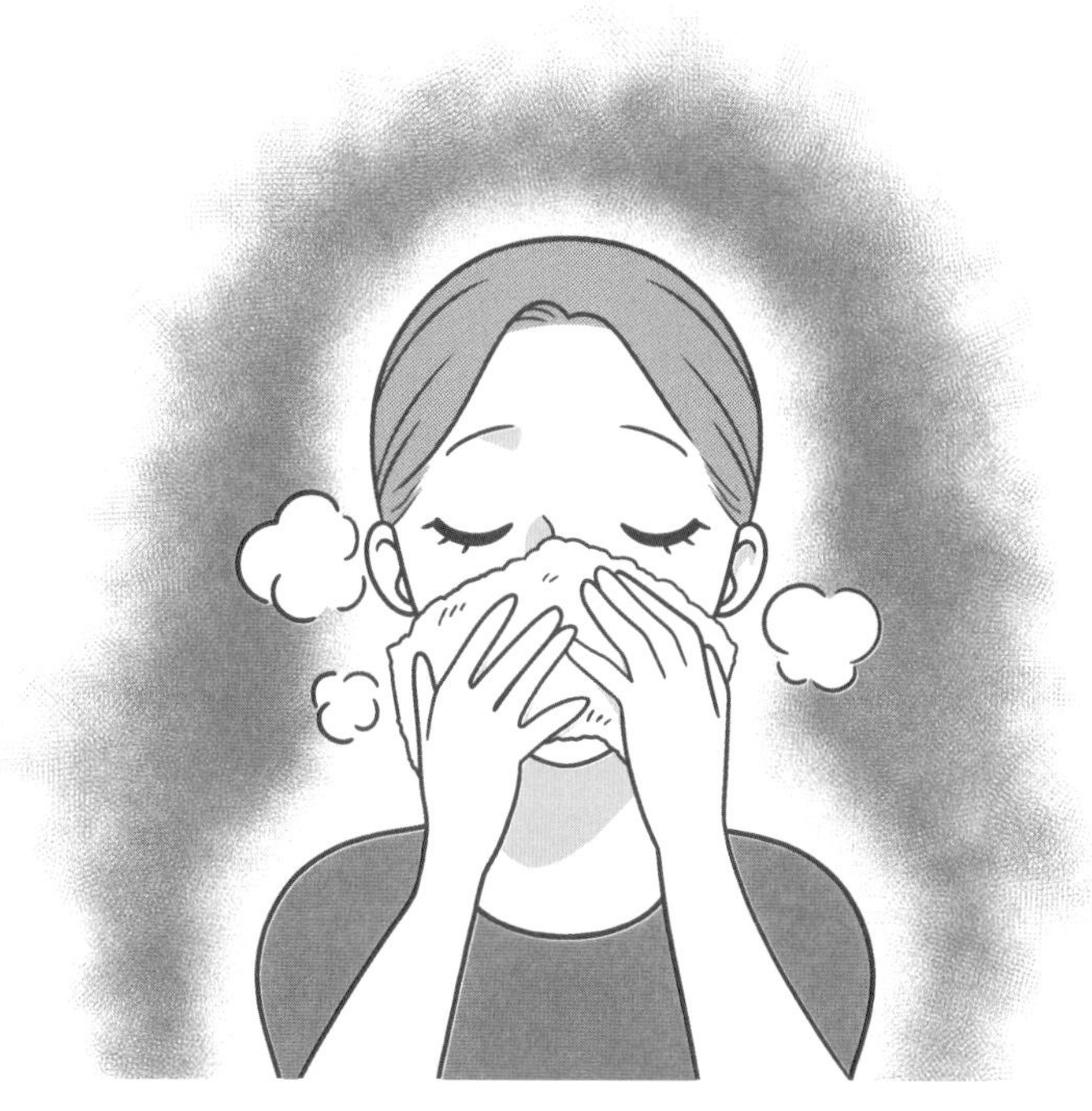

習慣③ 仰向けで寝るよう体のクセを改善する

起きているときの姿勢は気をつけていても、寝ているときの体勢までは意識していない人がほとんどでしょう。

しかし、私たちは、短くても6時間、つまり1日の4分の1の時間を寝て過ごしています。

その間に、鼻や体によくないことをしていたら、いくら目が覚めているときに健康に気を使っても、なかなか効果が出ないことも考えられます。

睡眠中の一番よくないクセは、うつ伏せや横向きで寝ることです。

なぜかというと、**うつ伏せや横向きで寝ると、口呼吸になりがち**だからです。

うつ伏せで枕に顔を押し付けていると、当然、呼吸が苦しくなります。

すると、私たちは、顔を横に向けて呼吸を確保しようとするため、どうしても口が開きがちになります。

また、横向きで寝ていると、下になったほうの鼻の穴がうっ血しやすくなります。

鼻がつまると呼吸が苦しくなり、無意識に口で呼吸をするようになるのです。

また、人間は寝ている間に、全身の細胞の修復を行います。

それは、皮膚、内臓、筋肉などばかりでなく、骨も同じです。

日中、使い方のクセでゆがんだ骨格を、寝ている間に矯正しているのです。

ただし、**骨格が正しい位置に戻るのは、仰向けに寝ているときだけ**です。

うつ伏せや横向きで眠ると、よけいにゆがみが生じてしまうのです。

とはいえ、多くの人は、長年の誤った体の使い方から、多かれ少なかれゆがみやクセがあります。

そのため、意識したらすぐに次の日から、仰向けで寝るのは難しいかもしれません。

しかし、それでも、できるだけうつ伏せや横向きで寝ないようにする方法があります。

それは、**枕を低くする**ことです。

いくら仰向けで寝ても、高すぎる枕は気道を圧迫しますので、すぐに呼吸が苦しくなり横向きになってしまいます。

そのため私は、バスタオルを折りたたんだものを、枕の代わりにすることを勧めています。

くるくると丸めたバスタオルを、首の後ろに当てると、自然な首のカーブを維持することができます。

タオルの高さは、自分の首に合わせて調節してください。

また、日頃から、荷物は同じ側ばかりで持たない、パソコンやスマホなどを使うときも、ときどき休憩して長時間同じ姿勢でいないなど、姿勢のクセをつけないように気をつけてください。

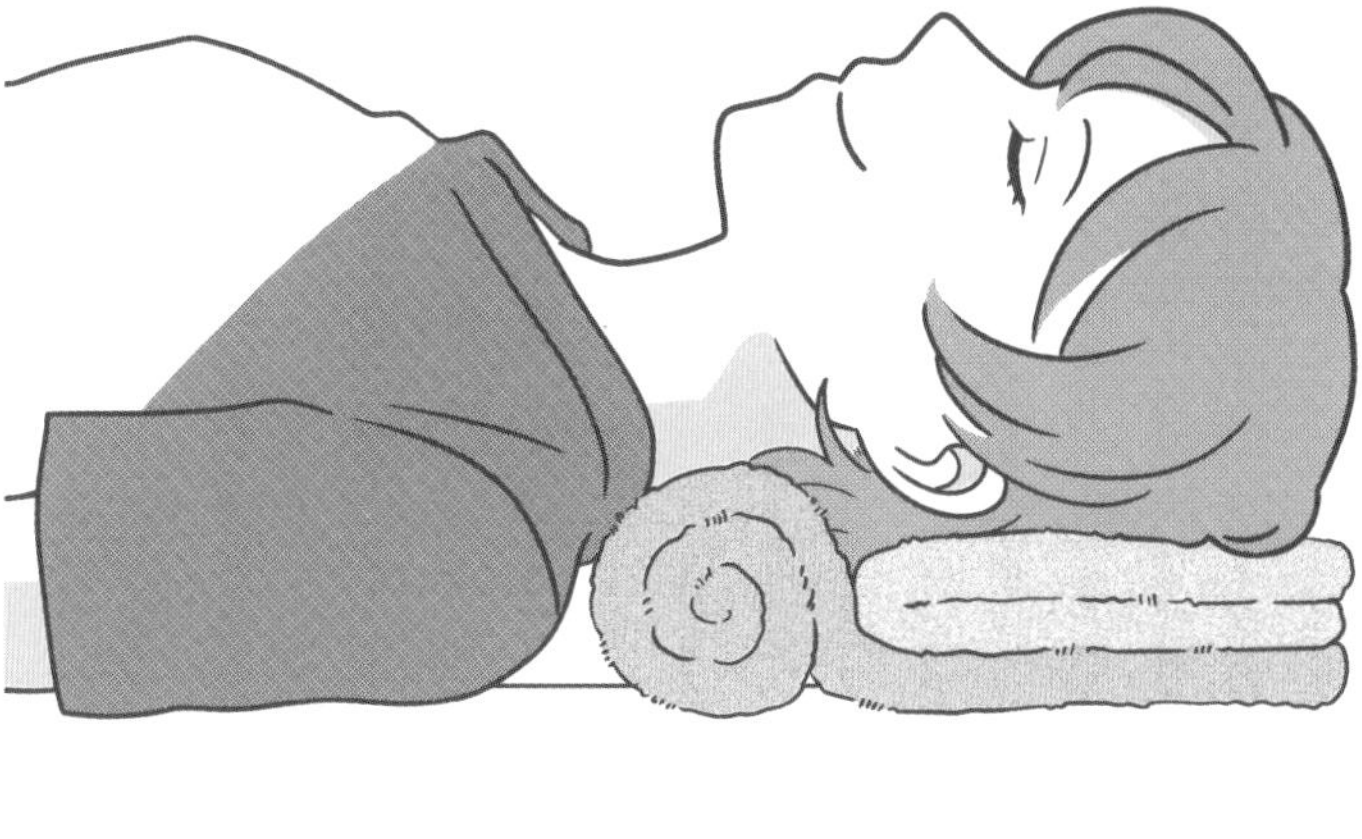

習慣④ ガムを左右両側で噛む

口呼吸がクセになっている人の食べ方を再現してみましょう。

まずは、口のなかに食べものを入れて、噛みながら鼻をつまんでみてください。鼻で呼吸をしないと、すぐに苦しくなってしまいますね。

口呼吸をしている人が、この状態を回避するためにどうしているかというと、無意識のうちに、ものを左右どちらかの側だけで噛んで、もう片方を空気の通り道にしているのです。

空気を取り込むために口を開けながら噛みますから「クチャクチャ」と音を立てます。

つまり、口呼吸の人の多くは、どちらかの「利きあご」だけを使いながら、口を開けて噛む習慣になっているのです。

いつも同じ側でばかり噛んでいると、咀嚼筋《そしゃくきん》と連動する首の筋肉が縮みます。

そして、縮んだ首の筋肉に引っ張られて、「利きあご」のほうに頭が傾いてしまうのです。

「ちょっと、頭が傾くぐらい、大したことないでしょう」

と、あなたは思うでしょうか。

ところが、首の筋肉が縮むと、縮んだ側を下にして寝るのがラクだと感じるため、横向きで寝るクセが身につきます。

そして、仰向けで寝るのが難しくなり、寝ている間に口呼吸をする習慣が身についてしまうのです。


こうした噛みグセを直すために、効果的なのが**ガムを噛む**ことです。

まずは、自分がいつも、左右どちらで噛むクセがあるのかを知るために、ガムを口に入れたとき、意識せずにどちらで噛むのかを確認しましょう。

そして**最初は、いつも噛んでいる側と逆側でだけ、30分くらいガムを噛んでください。**

1カ月もすれば、だいぶ改善されるはずですから、そうしたらガムは、左右両方で均等な時間、噛むようにしてください。

また、ガムだけでなく、食事をするときも、意識して左右両側で噛むようにしましょう。


「花粉症が年々、ひどくなる」

と、治療に通ってきていた50代の女性がいました。

この女性は、噛みグセから首が左に傾き、いつも左側を下にして横向きに寝ていたため、口呼吸になっていたのです。

ガムを噛むことで噛みグセがなくなってくると、少しずつ「仰向けで寝られるようになってきた」と言い、同時に左側だけひどかった肩こりや腰痛も解消したと報告してくれました。

さらに、本章でご紹介している習慣を積極的に取り入れたところ、

「今年は、ほとんど症状が出なかった」

と言うほど、花粉症が改善したのです。

習慣⑤ 体は絶対に冷やさないと決める

現代の生活は、知らず知らずのうちに体を冷やす要因がたくさんあります。

日本では、以前は真夏でも「冷たい飲みものは体を冷やす」とされ、温かいお茶をよく飲んでいました。

ところが現代では、食事をしに行けば、レストランでは冬でも氷が入った水が運ばれてくる。

また、コンビニを冷蔵庫代わりに使い、いつも冷たいドリンクや冷えたおにぎりなどを食べている人が少なくありません。

さらにエアコンが普及したため、冬でも「暖かい部屋で、冷たいビールやアイスを食べるのが好き」という人も少なくありません。

冷たいものを食べると、胃腸はたちどころに冷やされます。

そして**ミトコンドリアは、体温を上げることに力を使い果たしてしまう**のです。

また、腸の温度が0・5度でも下がると免疫機能が低下することがわかっています。

つまり、体を冷やすと、アレルギー性鼻炎や花粉症などの症状が出やすくなるのです。

中医学でも「冷えは万病のもと」とされ、あらゆる病気の原因になると考えられています。

冷たい食べものや薄着、エアコンなどで物理的に体を冷やすこと以外にも、慢性的に体が「冷えている」ことが、不調を招くと考えられているのです。

では、中医学でいう「冷え」というのは具体的にどんな状態なのでしょう。

私たちの体は「冷え」を感じると生体機能を維持しようとして、血液を体の中心に集めます。

この状態が続くと、自律神経が変調をきたして「血液を全身に送る」という本来の働きが滞ります。

つまり**「冷え」とは、血行障害だと言える**のです。

そこで中医学では、冷えを取り除くために、**腸**を温め活発にすることを勧めています。

なぜ体のなかでも、特に「腸」が大切なのかというと、血液の流れに一番大きな影響を及ぼす器官だと考えられているからです。

消化器官の代表であり、体内でも大きな部分を占める腸の働きが鈍ると、代謝を含む、すべての活動が衰えます。

経絡でも「肺経《はいけい》」の次に「大腸経《だいちょうけい》」が位置するのは、それほどほかの内臓の働きにも大きく関わっていることを表しています。

「鼻」の不調を改善するためには、腸をはじめとして体全体を冷やさないと決めましょう。

そのためには、**夏でもできるだけ冷たい飲みもの、食べものは控える**こと。

お腹を冷やさないよう、**腹巻きをしたりカイロをあてたりする**のもいいでしょう。

また、胃腸の働きを活性化するためには、第4章でご紹介する**「もも上げ」**や**「ジャンプ」などのエクササイズ**も効果的です。

習慣⑥　腸内細菌を育てる食生活をしよう

近年、**腸内細菌**と花粉症やアトピー性皮膚炎などのアレルギー、肥満、そして糖尿病や大腸がんなどの関係が示唆される研究が進んでいます。

さらに、腸内細菌は脳の司令塔となり、体をコントロールしている可能性も示されるほど、私たちの健康に大きな影響を与えるものだとわかってきています。

腸内細菌とさまざまな疾患の関係を簡単に説明すると、**「悪玉菌」**が増えると、有害物質が産生され、大腸に障害を起こしたり、血流にのって全身に運ばれて病気を引き起こしたりするのです。

腸内には、およそ500〜1000種類、数にすると600〜1000兆個ほどの細菌が住んでいると言われ、その重量は1・5キロ〜2キロにもなります。

腸内細菌には、体によい働きをする「善玉菌」、悪い働きをする「悪玉菌」、そして状況に応じて変わる「日和見菌」の３種類がありますが、まだまだ解明されていない菌も多くあります。

最近では「善玉菌」「悪玉菌」という言葉も日常的になっていますが、実際に、**どうやったら善玉菌を増やせるのか**、よくわからない人も多いのではないでしょうか。

人の体によい影響を与える細菌、またそれを含む食品を**「プロバイオティクス」**と言います。

「プロバイオティクス」というと、ブルガリア菌、カゼイ菌、ガセリ菌などの乳酸菌、また、ラクティス菌などのビフィズス菌を含むヨーグルトを思い浮かべる人も少なくないでしょう。

しかし、ヨーグルトだけでなく、納豆、味噌、ぬか漬け、キムチなどの発酵食品にも、乳酸菌は含まれています。

プロバイオティクスは、食べたり飲んだりした分がそのまま腸に居ついてくれる訳ではありません。

そのため、毎日、少しずつでも摂取することが大切です。

また、善玉菌のエサになり、増殖を促したり活性を高めたりする食べものを**「プレバイオティクス」**と呼びます。

オリゴ糖や食物繊維が「プレバイオティクス」の代表格です。

つまり、**発酵食品**をこまめに摂取すると同時に、野菜や海藻などの**食物繊維**が豊富な食材や、豆やバナナなどの**オリゴ糖**も同時に食べることで、腸内をよい環境に維持することができるのです。

習慣⑦ 日常生活のなかに早足を取り入れよう

体の冷えは主に、血行不良から起こるとお話ししました。

現代人は、座りっぱなし、立ちっぱなしなど、同じ姿勢でいることが多く、血液の流れが滞っている人がほんとうに多いと、毎日、患者さんと向き合っていて感じます。

血流が悪いと冷えるだけでなく、鼻の毛細血管まで十分な血液が届かずに粘膜がうっ血して、鼻づまりなどの原因になりやすいのです。

しかし「運動してください」と言われても、家事や仕事などで忙しく、そのために特別な時間をつくるのが難しい。

そんな患者さんたちに、私が提案するのが、第4章でご紹介する、自宅でできるストレッチやエクササイズとあわせて、**早歩き**をすることです。

自宅から駅まで向かうとき。
仕事のとちゅうでランチを食べにいくとき。
スーパーに買いものに行くとき。

家やオフィスから出て、歩く機会があるときは、ダラダラ歩かずにいつもより速めのペースで歩きましょう。

いつもより「靴1足分」、歩幅を広げて歩くことを目安にすると、自然にスタスタと歩けるはずです。

早歩きをすることで、より血管が拡張し、血流が促されることがわかっています。

1回、10分でも構いません。
10分を何回か行い、**1日の合計が30分以上**になれば理想的です。

習慣⑧ 今野式深呼吸で鼻がどんどんよくなる

1998年に、「一酸化窒素」の働きを研究した科学者にノーベル賞が授与されました。

一酸化窒素は肺の気道や血管を拡張するという、「鼻」の健康にとって大切な役割を果たしています。

さらに一酸化窒素は「免疫機能」「神経伝達」血圧の調整」にも役立っていると言われています。

実は鼻は、一酸化窒素の貯蔵庫であり、鼻呼吸でないと一酸化窒素の恩恵を全身にめぐらせることができないのです。

第2章で、口呼吸のデメリットと鼻呼吸のメリットをご紹介しました。

加えて鼻呼吸には、一酸化窒素を取り入れられるという大きな利点もあるのです。

そのため、今野式の深呼吸では、鼻から空気を取り込む腹式呼吸を行います。

①お腹を膨らませながら、鼻からゆっくりと息を吸い込みます。

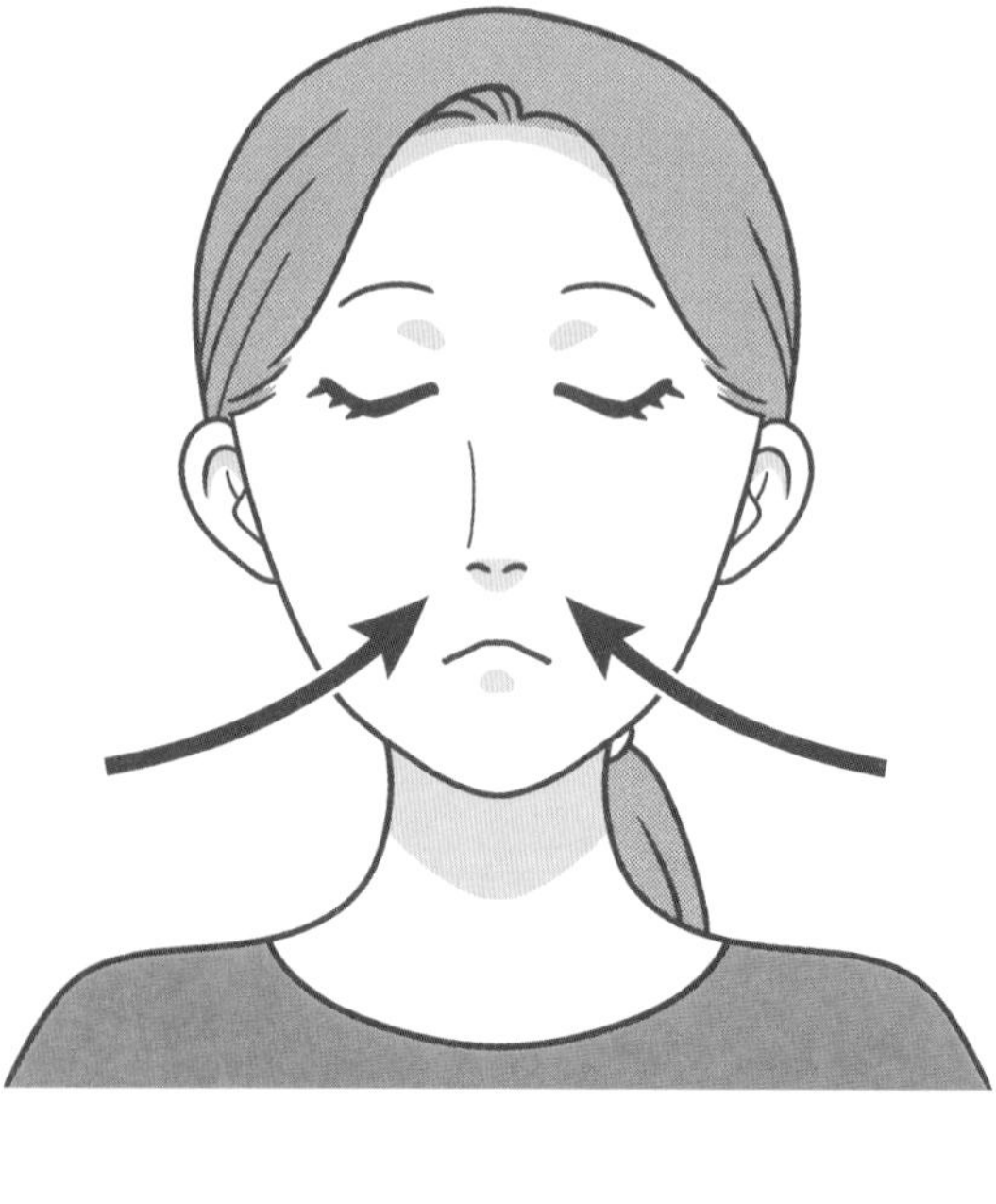

②お腹が膨らみきったところで、鼻から「フン、フン」と小刻みに息を吐き出します。

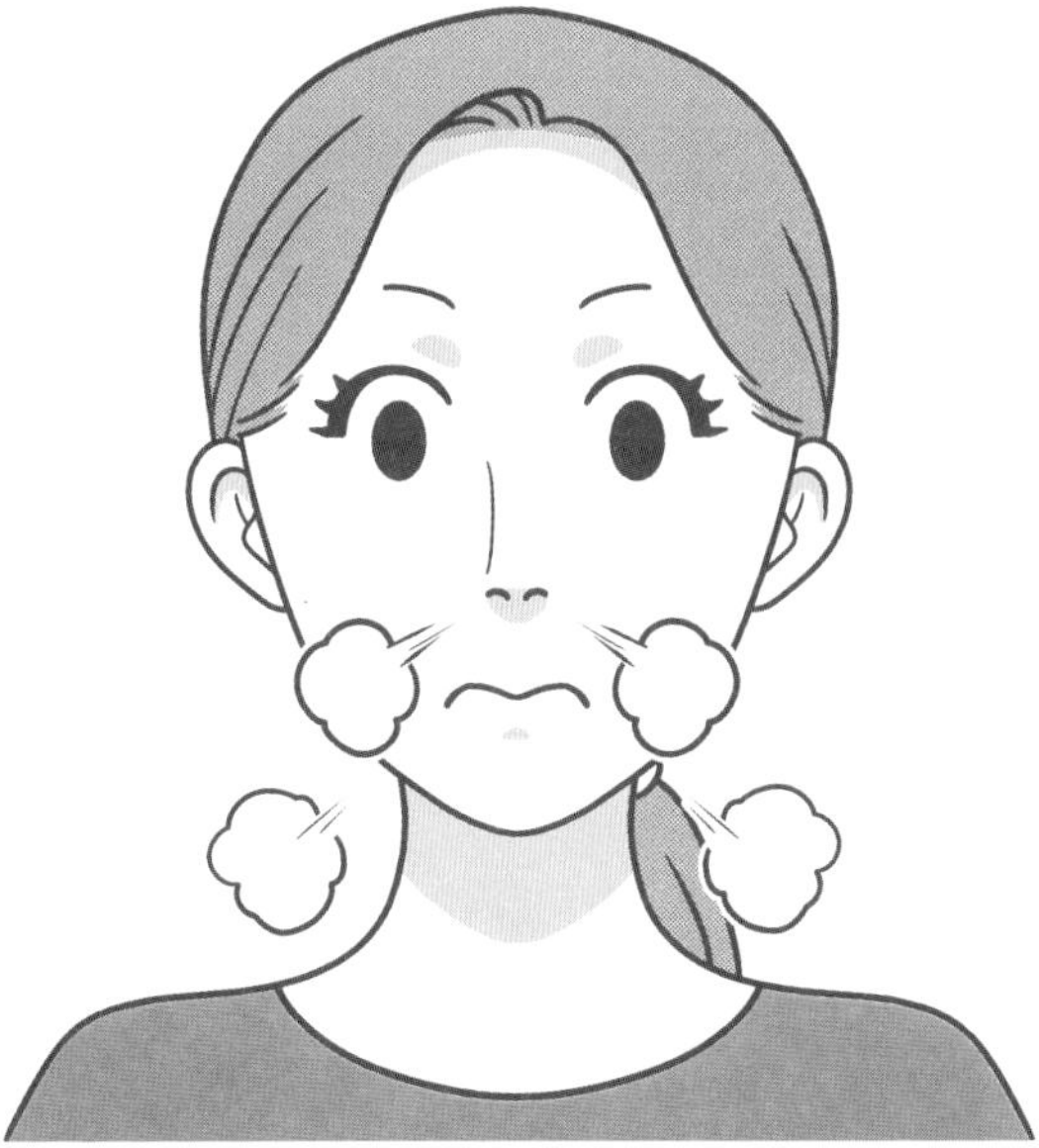

1度に3回、繰り返してください。
1日で回数の制限はありません。たっぷりと好きなだけ行ってください。

実は、私は自著『耳は1分でよくなる!』で、「チョッピング呼吸法」として、同じように息を小刻みに吐き出す呼吸法をご紹介しています。

ただし、「チョッピング呼吸法」は、呼吸筋を鍛え耳下腺を刺激するために、口から吐くことをオススメしていました。

しかし、「鼻」のために、体に一酸化窒素を送り込むという観点からは、鼻から小刻みに息を吐き出すほうが効果的です。

なぜなら、ハミングするように鼻から「フン、フン」と息を吐き出すことで、静かに息を吐き出したときに比べ、一酸化窒素の生成量が15倍に増えると言われているからです。

今野式の深呼吸を習慣にすれば、鼻と全身の健康をぐんと底上げすることができるでしょう。

第4章

1分で鼻がよくなる「今野式トレーニング」

基本の姿勢は「百会《ひゃくえ》」を垂直にする

第4章では、鼻のつらい症状の原因となる体質を改善し、正しく鼻が使えるようになるためのエクササイズをご紹介していきます。

エクササイズを行うとき、そして、日常でも「鼻をよくする」ために意識していただきたいのが、なんといっても**姿勢**です。

近年では、パソコンやスマホの画面をのぞき込むことが多いせいか、ほとんどの人が背中を丸め、首を前に突き出した姿勢になっています。

ねこ背のなにがよくないかというと、まず、内臓を圧迫することです。

ねこ背は、自分で自分の胃腸を上から押さえ込んでいるようなもの。

胃腸の働きが衰えれば、血流が悪くなって体が冷えます。

また、肺を押さえ込んでしまうので、胸の上部しか使わない浅い呼吸になってしまいます。

「ハアハア」した浅い呼吸を続けると、交感神経ばかりが活性化され、自律神経のバランスが乱れます。

そして、自律神経のバランスが乱れると、血流が悪くなり胃腸の働きが悪くなるなど、負の連鎖に陥ってしまうのです。

それが、姿勢を意識するだけで、体を正しく使えますから、本来の機能が活性化して自然治癒力がグンとアップします。

私が考える正しい姿勢のつくりかたは、**頭のてっぺんを天井に押し付けるつもりで、上半身をすっと上に伸ばす**ことです。

頭のてっぺん、左右の耳の上部をつないだラインの真ん中には**「百会《ひゃくえ》」**というツボがあります。

「百会」は、自律神経のバランスを整えるのに効果が高いツボです。

この「百会」をポンポンと叩いて意識したあと、「百会」を天井に押し付けるつもりで背筋を伸ばします。

椅子に座っているときも、立っているときも、また、エクササイズや深呼吸を行うときも、この姿勢を意識してください。

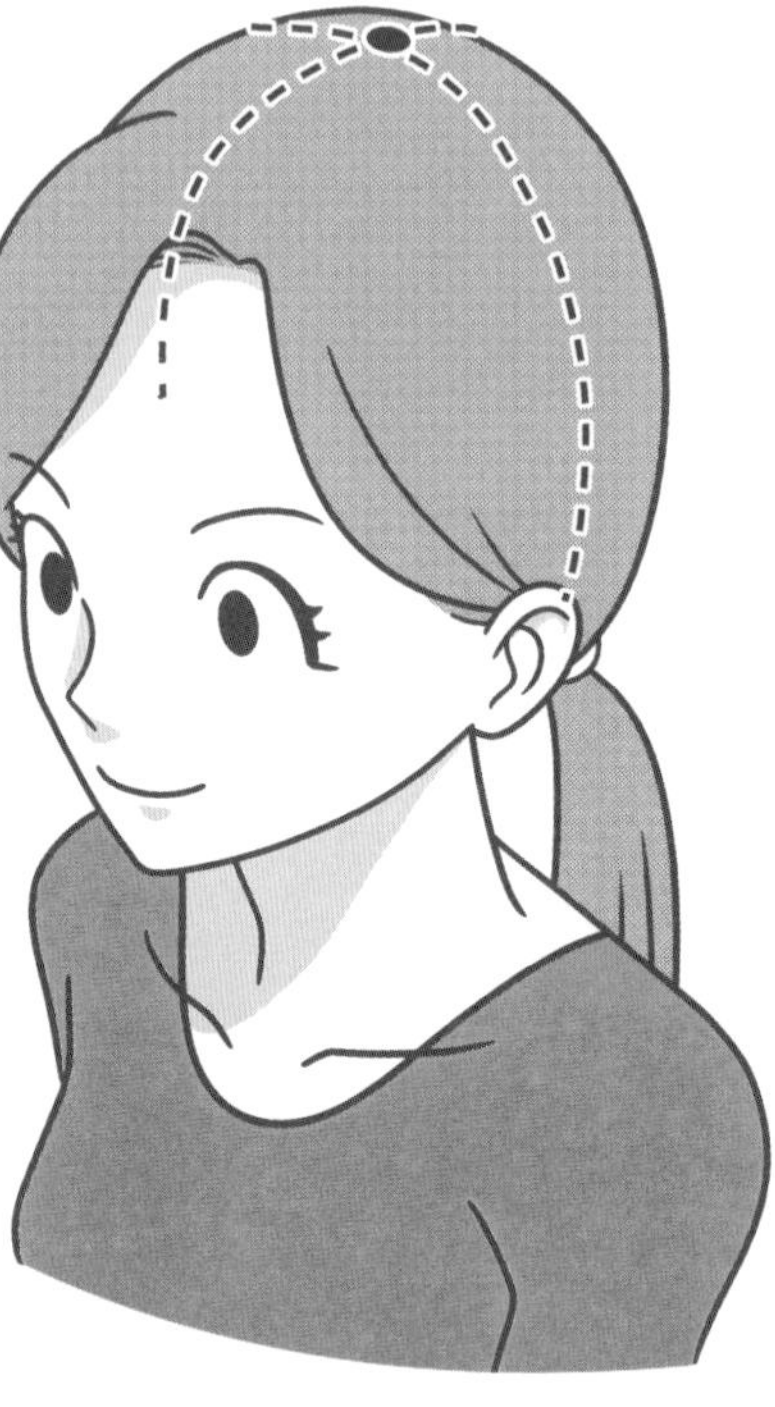

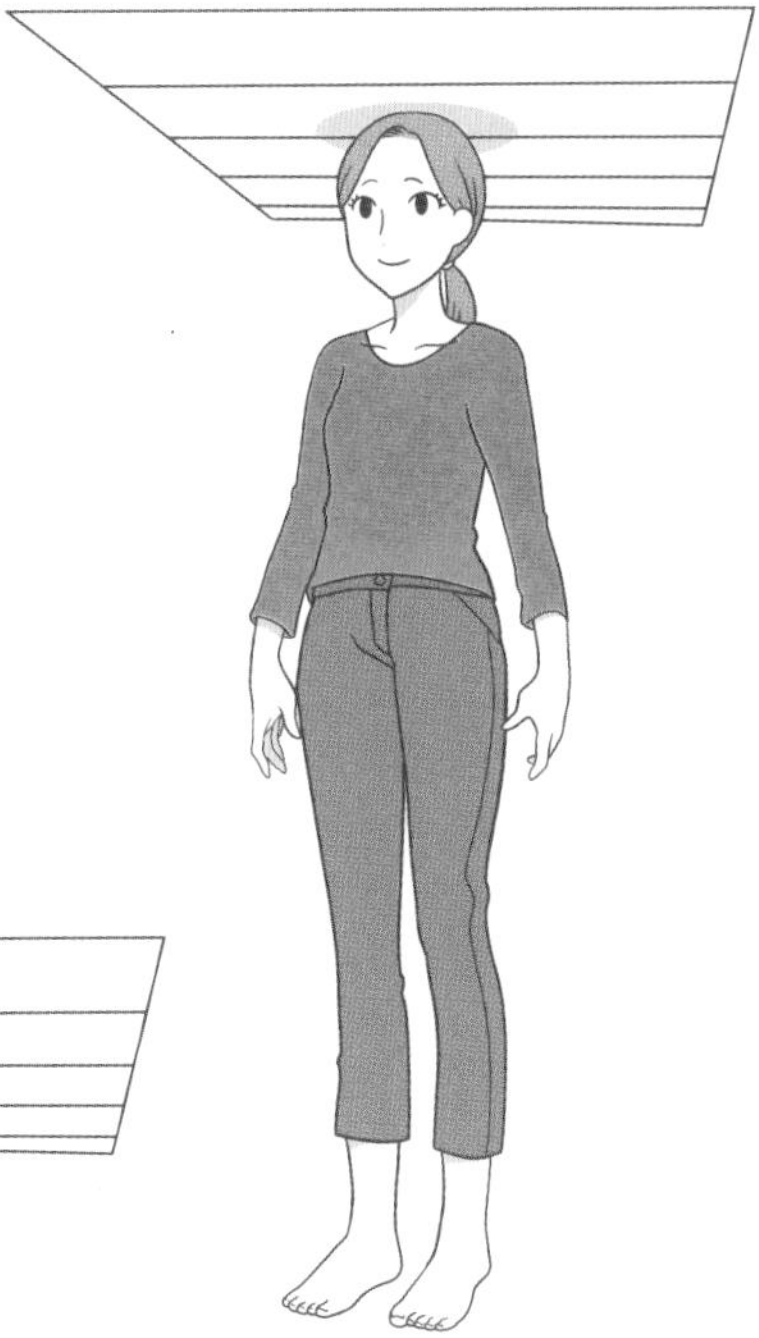

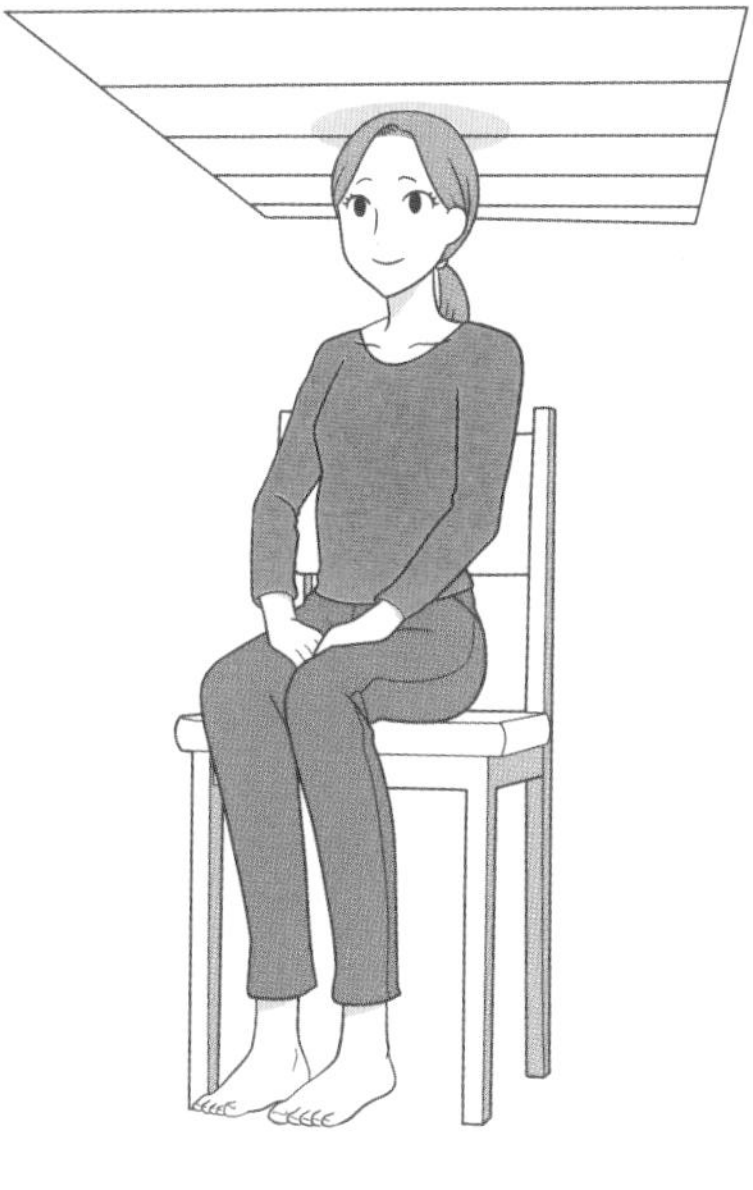

肩甲骨スイスイ運動

まずは座ったまま行える、肩から上の血流を促す運動です。

① 手のひらを下に向けて、両手を肩の高さにまっすぐ前に伸ばします。

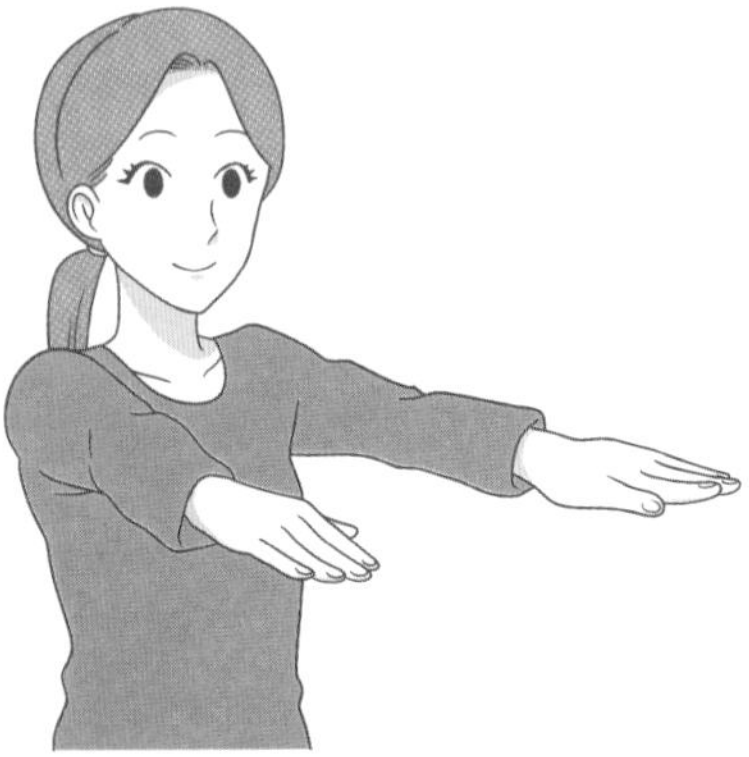

②平泳ぎをするように、手で円を描きながら、肩の高さで胸に引き寄せます。

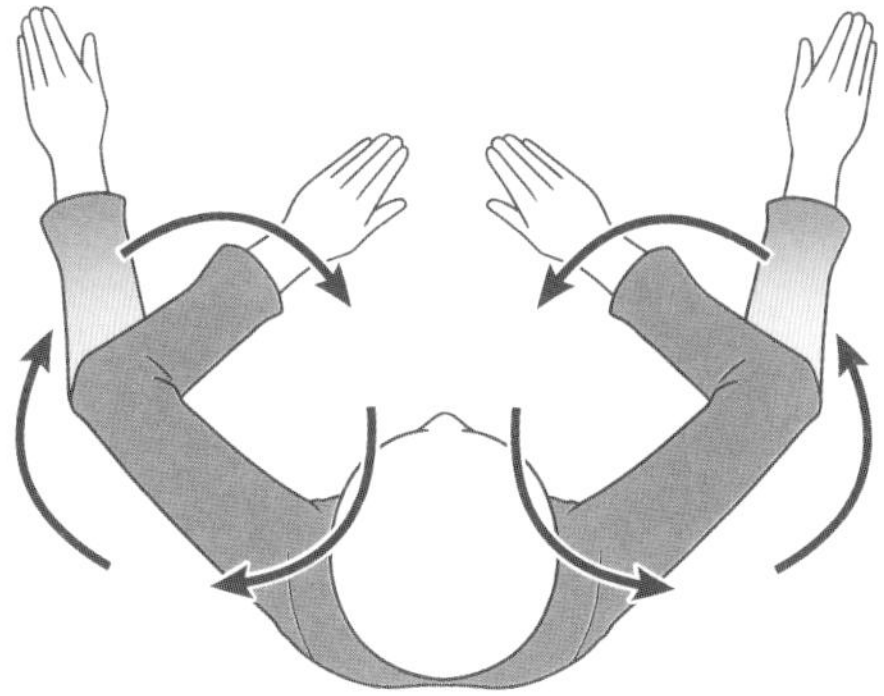

ここで大事なのは、肩甲骨から手が生えていると考え、肩甲骨も大きく動かすことです。

水を大きくかき混ぜるように、ゆっくり10回腕を回してください。

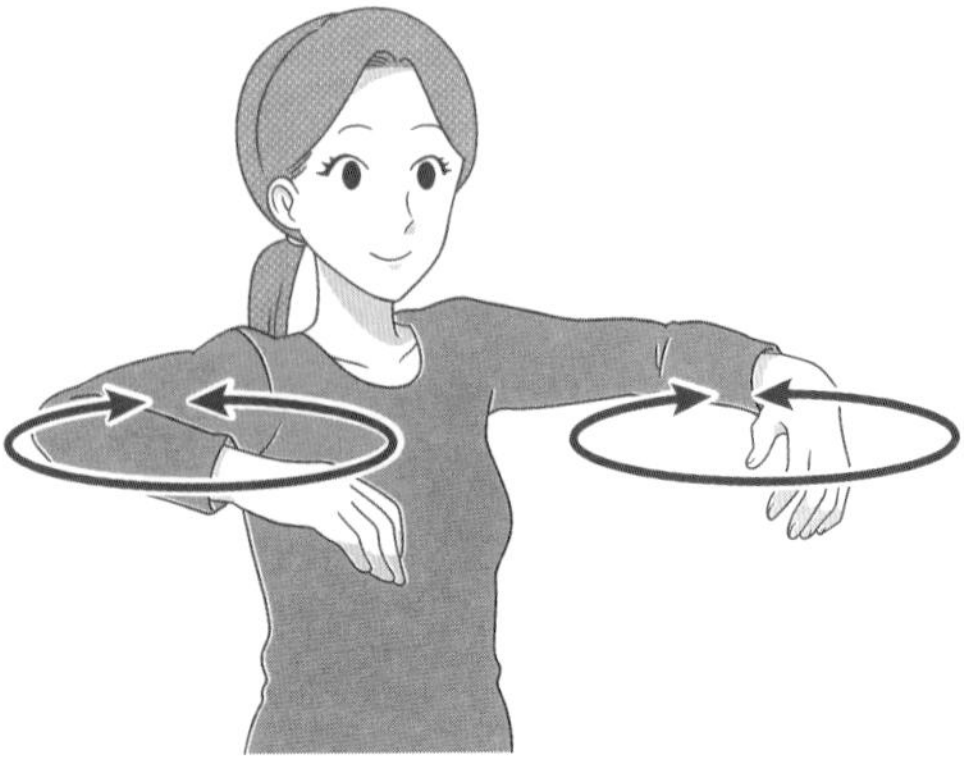

1セット10回、1分休んでからまた10回を繰り返し、合計で3セット行います。
こわばりがちな肩まわりと肩甲骨を動かすことで、鼻にしっかりと血液を送り込みます。

脇の下モミモミ

つらい鼻づまりをやわらげるのが「脇の下モミモミ」です。

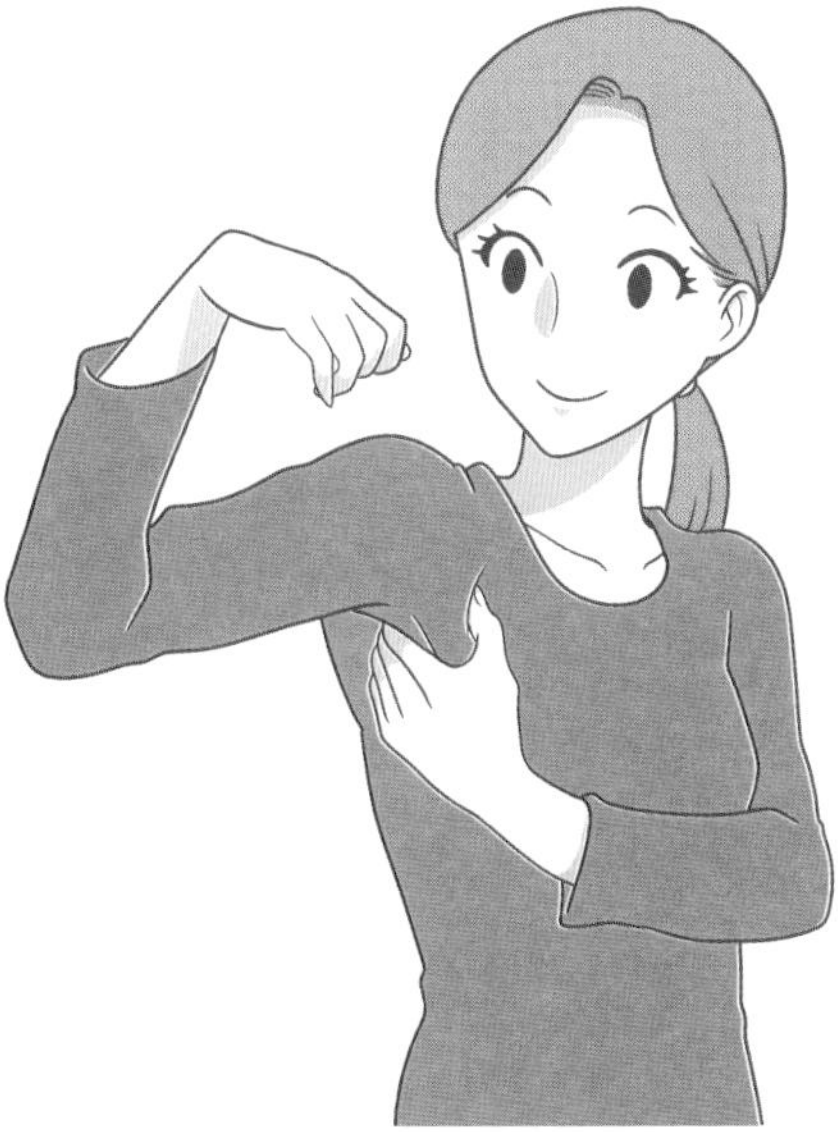

右の鼻がつまっているときは左の脇の下、左の鼻がつまっているときは右の脇の下を、30秒くらいかけてまんべんなくもみほぐします。

両方の鼻がつまっているときは、片方ずつ順番に行ってください。

実は、脇の下を刺激すると、反対側の鼻の交感神経が刺激され、血管が収縮して粘膜のはれが落ち着くため、鼻づまりがやわらぎます。

鎖骨タッピング

鎖骨は、首のつけ根の真ん中から、左右の肩に向かって伸びている骨です。

鎖骨の下には大きな動脈と静脈が通っており、さらに左の鎖骨の上は、リンパ管が静脈と合流して老廃物の出口となる場所でもあります。

そのため「鎖骨タッピング」で肩甲骨まわりを叩くと、首から上、そして上半身の血流が促され、老廃物の代謝も促進されます。

そして、正しく鼻で呼吸ができるよう、いい状態に維持してくれるのです。

①片手の小指の外側で、チョップをするように、左右の鎖骨まわりをタッピングします。
②トントンと、左右それぞれ10回ずつタッピングしましょう。

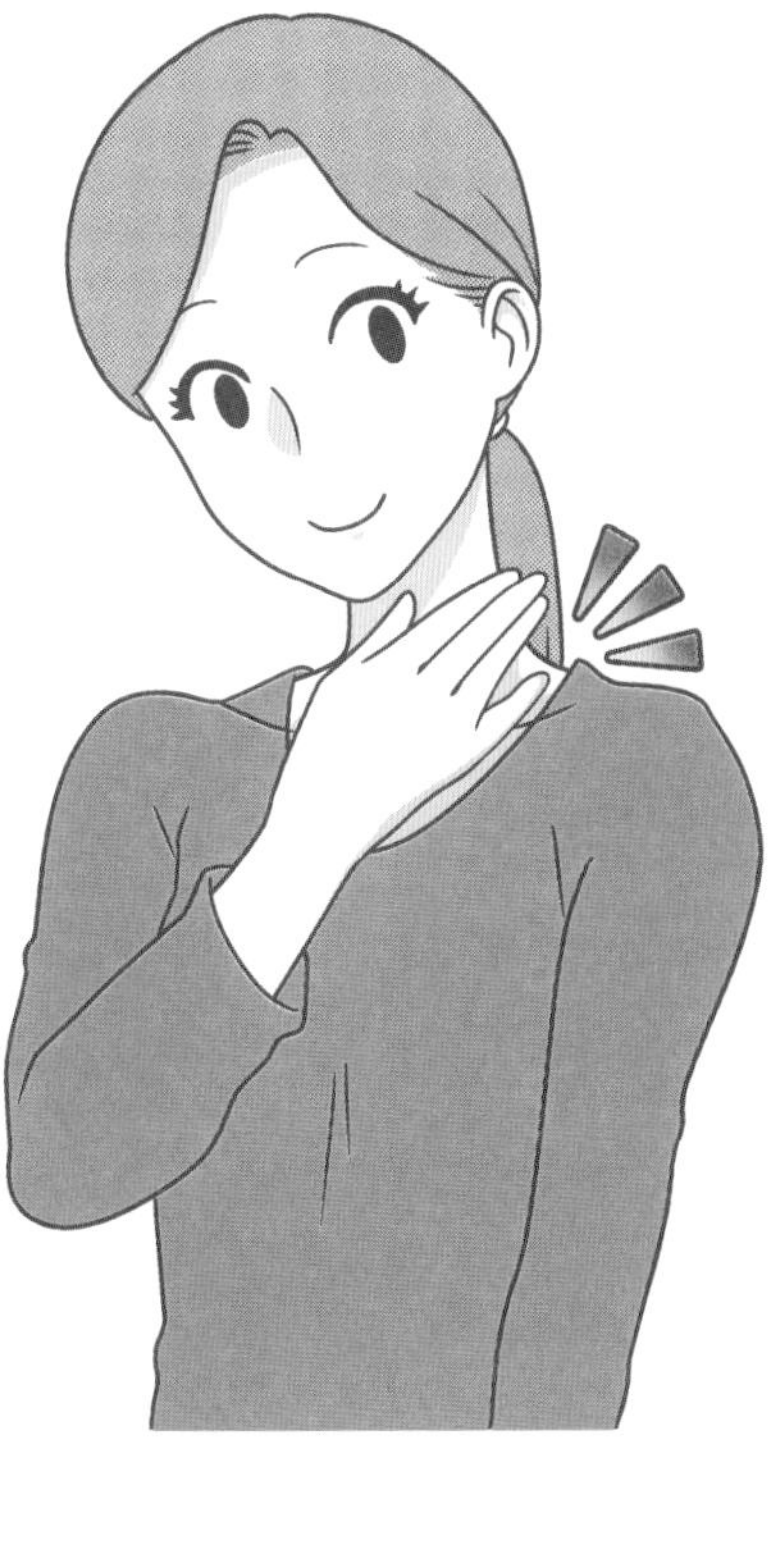

洋服の上からでも、いつでもどこでもできますので、こまめに刺激してください。

鼻がつまったときこそ「鼻つまみ」

鼻がつまって苦しくなると、つい口で呼吸してしまいがちです。
でも、ちょっと待ってください。

鼻がつまったときこそ「鼻つまみ」を行い、根本的に原因を解消してほしいのです。

① 鼻から軽く息を出したら、親指と人差し指で軽く鼻をつまみます。
② 20秒ほど息を止めてから、静かに鼻で呼吸を再開してください。

息を止めると、鼻のなかが一酸化窒素で満たされるため、鼻の気道が広がり鼻づまりの解消につながるのです。

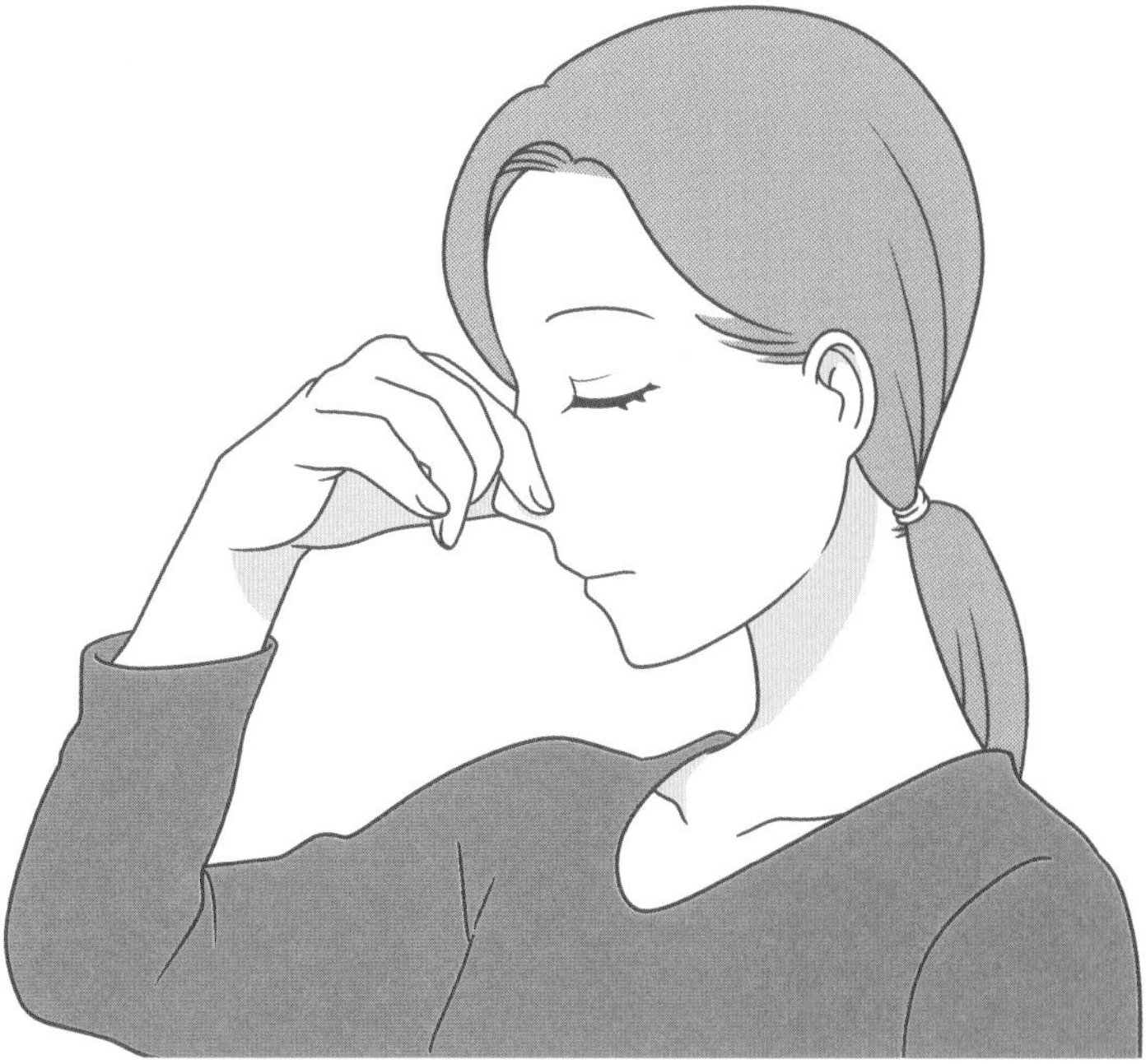

ポイントは「ちょっと苦しくなってきたかな」というところで、鼻をつまむのを止めること。

鼻から手を離したあと「ハァハァ」「ゼイゼイ」してしまうのは、息を止めている時間が長すぎます。

20秒からスタートし、もし、できるようであれば、少しずつ鼻をつまむ時間を長くしてみましょう。

鼻づまりがひどいときは、1回行い、1分休んでまたもう1度、と、何回か繰り返してみましょう。

ぴょんぴょんジャンプで胃腸も刺激

私は、鼻炎や花粉症などの鼻の症状、そして目、耳、自律神経などの悩みを持つ患者さん全員に**「ジャンプ」**か**「もも上げ」**を行うことを勧めています。

なぜなら、たとえどんな症状でも、自然治癒力を高めるために、**全身の血流**を促すことが欠かせないからです。

もちろん、定期的にジムに通ったり、ジョギングなどの運動を行えるのであればそれでもいいのです。

ただ、忙しくてジムなどに通う時間がない。

運動から遠ざかっているから、なにをしていいかわからない。

そういう人も少なくありません。

そんなとき、自宅で道具も必要なく、すぐにできるのがジャンプなのです。

ジャンプには、次の3つのレベルがあります。

レベル① つま先を床につけたまま、全身を上下させる

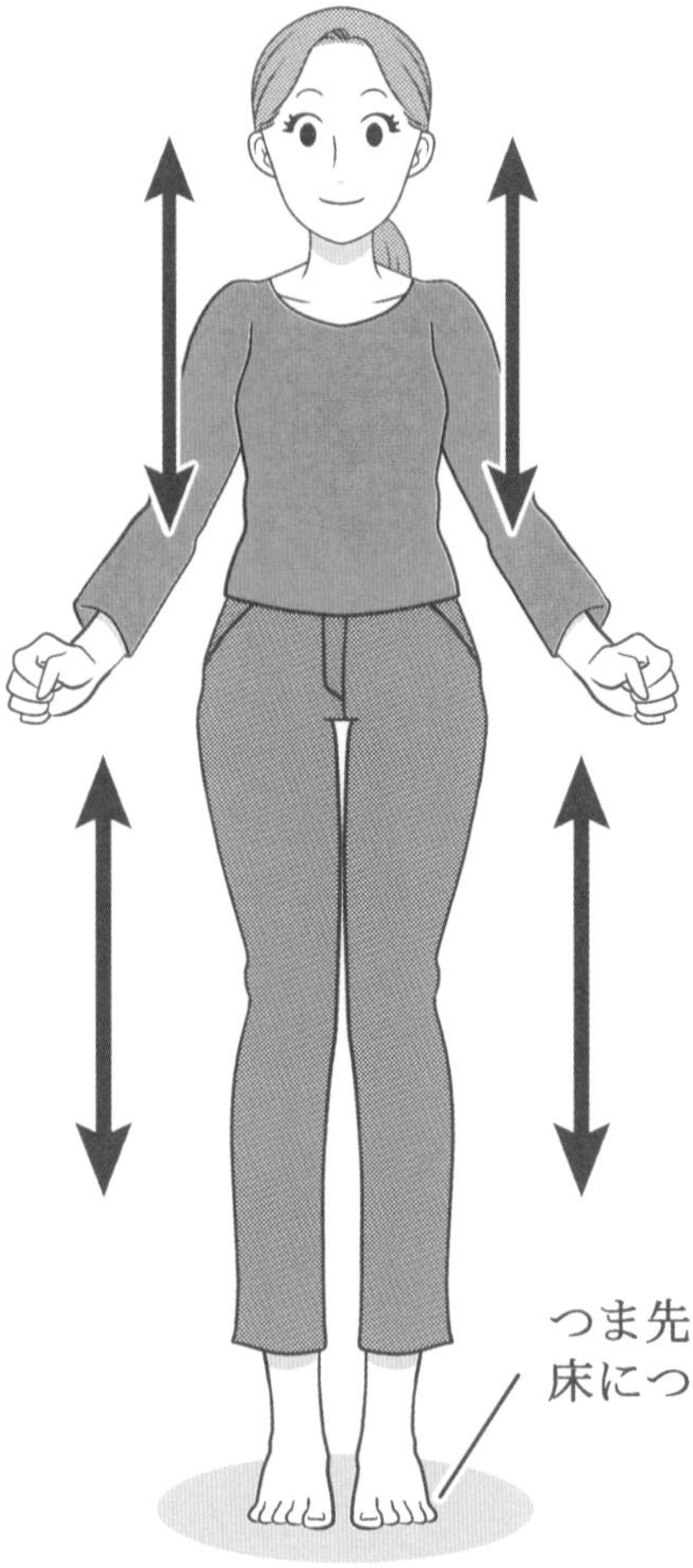

レベル②　床から数センチ、足が浮くくらいの高さでジャンプする

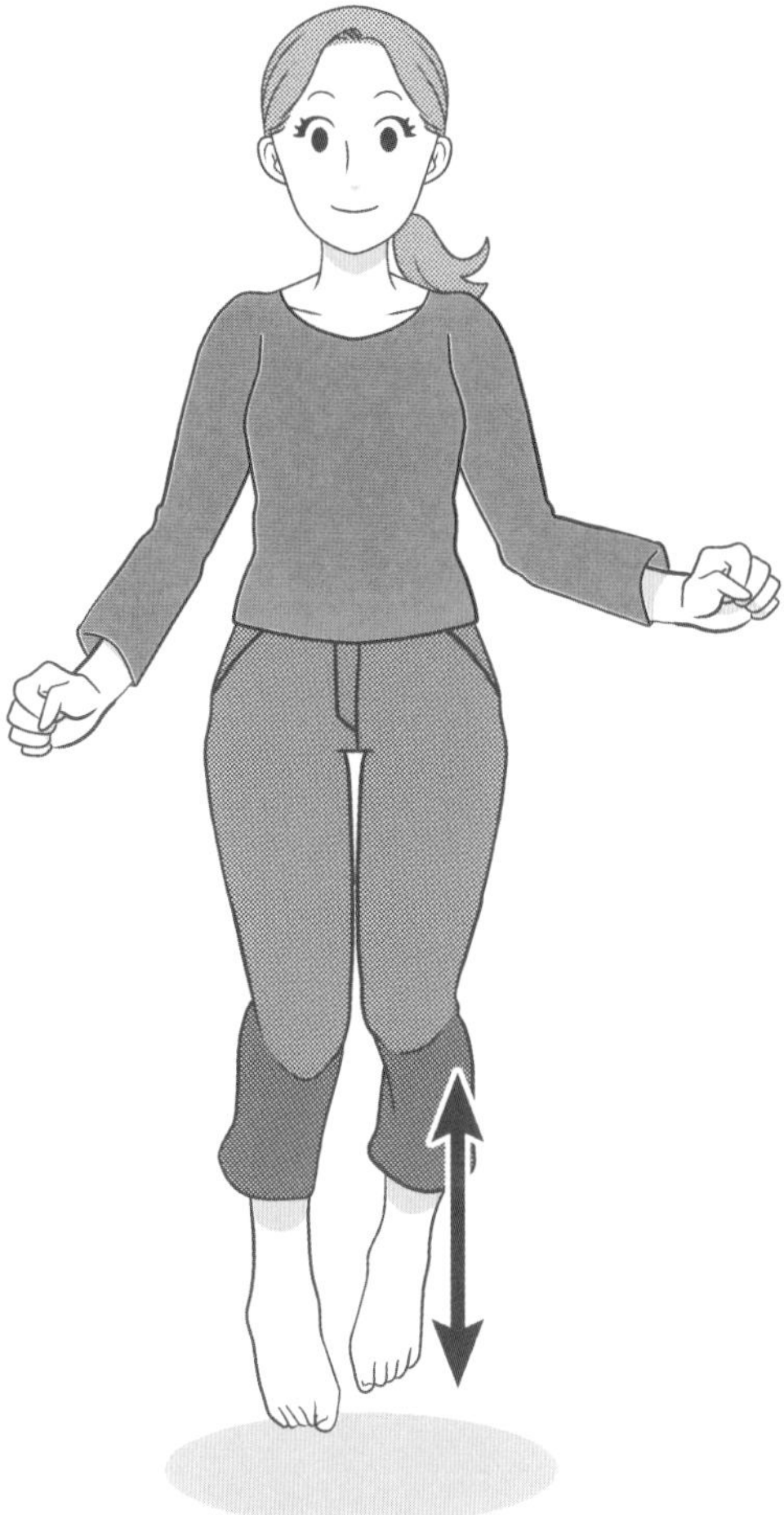

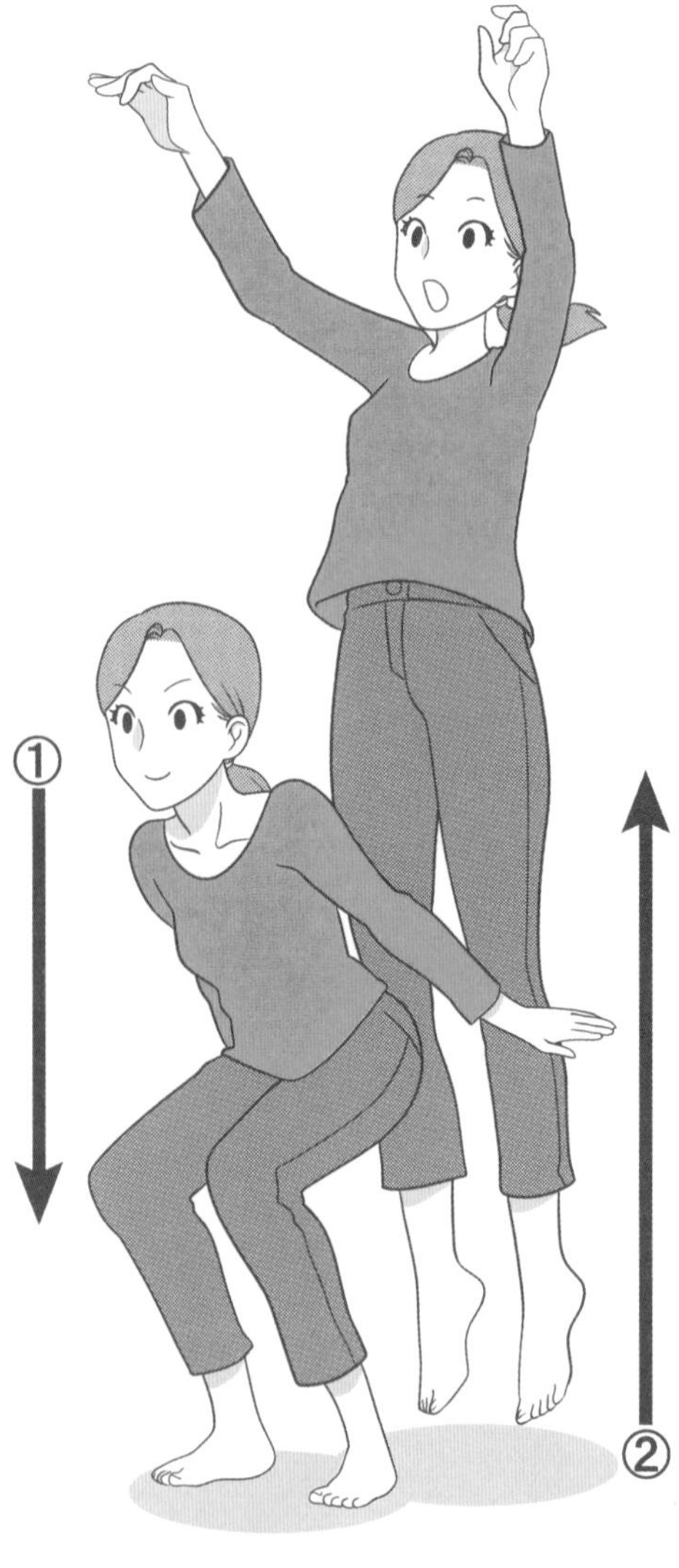

レベル③　腰を落としてスクワットをしたあと、ジャンプする

まずは「レベル①」、つま先を床につけたまま、全身を上下させるジャンプをしてみましょう。

慣れていない人は、壁などに手をついたり、椅子の背を支えにしても構いません。

20秒を目標にして行ってみましょう。

「レベル①」が20秒間問題なくできても、すぐに「レベル②」に進まずに、「レベル①」の回数を増やすようにしてください。

たとえば**20秒を1日3回→1日5回→1日10回**のように増やします。

それでも物足りなくなったら、次に、1度に行う秒数を増やします。

1回20秒→30秒→40秒のように増やしていき、**1分を1日に10回以上できるようになったら「レベル②」に進みましょう。**

また、ひざにトラブルがある人はムリをせず、「レベル①」のまま、回数を増やすか、次でご紹介する**もも上げ**を行ってください。

「レベル②」は、床から数センチ、足が浮くまでジャンプします。

そして「レベル③」は、ひざを曲げたときの角度が90度になるくらいまでしゃがんでスクワットをしたあと、ジャンプします。

「レベル③」は、脚の筋肉を鍛え、さらにジャンプの恩恵を受けることができる効果的なエクササイズです。

しかし、強度が非常に高いので、体力や運動能力に自信がある方だけ行ってください。

ジャンプをして体を上下に動かすと、足の筋肉や骨ばかりでなく、胃腸などの内蔵にも刺激を与えることができます。

胃腸の働きが活発になれば、血流が促され、副交感神経が活性化されて自律神経のバランスも整います。

全身に血流を送るもも上げ

ジャンプの「レベル①」が難しい、または、ひざや腰などに問題がある方は、代わりに「もも上げ」から始めてみてください。

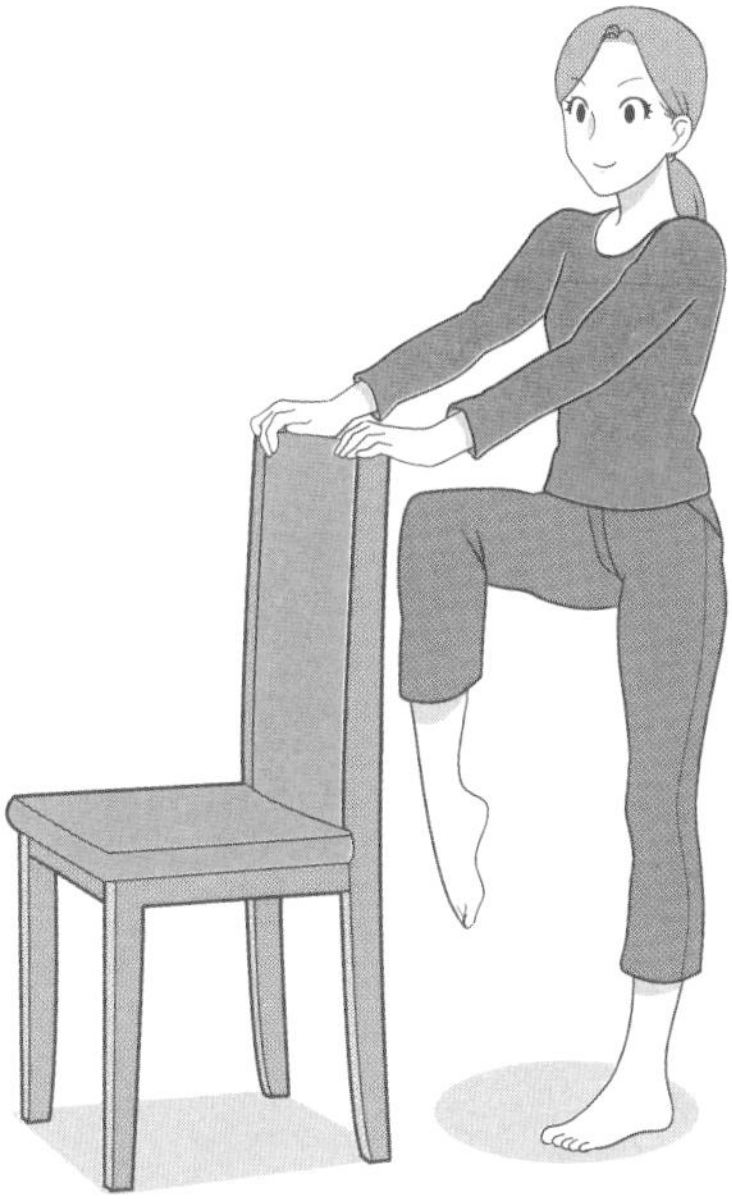

①壁や椅子の背などに手をつき支えにする。
②片方の足のひざを、体に対して90度になるまで持ち上げましょう。
③次に反対の足のひざを同じように持ち上げます。
④左右を順番に、大きな足踏みをするように、リズミカルに持ち上げてください。

最初は20回から始めてみましょう。

20回ワンセットを、1日10回できるようになったら、回数を増やします。

ワンセット50回を、1日に10回できるようになったら、そのうちの1セットを「レベル①」のジャンプに切り替えて、少しずつジャンプを取り入れていきましょう。

第5章

花粉症の予防は3カ月前から始めよう

花粉症はもはや「国民病」の一つ？

今や、４人に１人は悩んでいると言われている「花粉症」。

腰痛や糖尿病などと並び、多くの人がかかる「国民病」の一つだとも言われています。

「去年までは、なんともなかったのに、今年初めてなった」

と、ある日突然、発症することも多く、まだなっていない人でも、

「自分もいつかなってしまうのでは？」

とヒヤヒヤしているのではありませんか。

発症のピークは20代から40代、しかし最近では、幼児期から花粉症になる子どもも少なくありません。

「花粉症」は、第二次大戦後に初めて報告された新しい病気です。

戦後の復興で木材の需要が高まった１９６０年以降、国が成長率の高い杉の大規模植林を推進したことから、スギ花粉の飛散量が爆発的に増加しました。

さらに、近代日本では、都市化によってアスファルトなどの花粉が分解されづらい地盤が増えたことも、花粉症の患者さんを増やす一因だと言われています。

でも実は、**東洋医学では「花粉症」の概念は、昔からあったと考えられています。**

古代の文献では「花粉症」を風邪《ふうじゃ》の一種と考え、春に発症する人が多いことや人体の状態によって引き起こされると書かれています。

また、中医学では「元気」を構成する要素は「宗気《そうき》（心拍や呼吸に関わる）」、「営気《えいき》（栄養）」、「衛気《えき》（体の表面を守る）」の３つからなっていると考えられています。

なかでも、体の表面に存在し、外敵から守る役割がある「衛気」が少なくなると抵抗力や防御力が低下し花粉症にかかりやすくなるといわれています。

つまり東洋医学では、古代から「花粉症」になるのは、体の抵抗力や自然治癒力がダウンしているときに、花粉が引き金になって起こると考えられているのです。

そのため「花粉症」の治療には、漢方薬を用いることもありますが、基本的に食事や運動、そのほかの生活習慣を整えて、**体質を根本的に変える**ことが基本となっています。

まずは、3章でご紹介した「鼻がよくなる8つの習慣」を心がけて、鼻のトラブルをはねつける体を手に入れてください。

そしてさらに、花粉症になりにくい、元気でハツラツとした体になるよう、特に花粉症の時期の前には「強化月間」として、本章の習慣にも取り組んでほしいのです。

基本的に1日3食食べる

近年は「健康にいい」という、さまざまな食事法が提案されています。

たとえば、甘いものやご飯やパンなどの炭水化物を減らす、糖質制限。

また、１日１食、好きなものを好きなだけ食べるという方法もあります。

「体重を減らしたい」と考えるのであれば、一定期間、糖質を制限するのもいいでしょう。

また、暴飲暴食が続いたとき、内臓を休めるために食事の回数を減らすのも理にかなっています。

しかし、**毎日の暮らしで健康を維持し、体の持つ自然治癒力を高めようとするのであれば、私は、基本的に1日3食、規則正しく食べるのがいいと考えています。**

中医学では、体の自然なリズムにあわせて暮らす、つまり、太陽がのぼる時間には起きて活動し、日が暮れるころにはゆったりと過ごすことで健康になれると考えます。

そのため、朝起きて、体に活動のスイッチを入れるためには、バナナやおかゆなどの**軽いものでいいので、口に入れる**ことが大切です。

そして、ランチや夕食も、**できるだけ決まった時間に食べる**ことが望ましい。

なぜなら、同じリズムで過ごすことで、体の負担が減って、弱っているところを修復するパワーが高まり、その結果、自然治癒力もアップするからです。

食事の内容については、「タンパク質を○○グラム」「食物繊維を○○グラム」と、細かく気にするより、バランスを心がければいいと考えています。

たとえば、ご飯に焼き魚だけだと、見た目に「緑」や「赤」が足りませんよね。そこで、ほうれん草をお味噌汁に入れるとか、トマトをスライスして食べるのでもいいでしょう。

ラーメンが食べたかったら、食べてもいい。

その代わり、ゆで卵や野菜炒めを乗せて「黄色」や「緑」を補うなどを意識すれば、栄養バランスが整うはずです。

私は、**鶏肉と野菜のスープ**をよくつくりますが、いろいろな食材を一度に食べることができるのでオススメです。

「辛味」のある食材を食べる

前にもお話ししましたが、私が治療の基本としている中医学では、人の体には、特定の内臓と連動し、全身をくまなく通る連絡路である「経絡《けいらく》」があると考えられています。

基本的な経絡の12本のうち、ほかの臓器への影響力が最も大きい経絡が「肺経《はいけい》」です。なぜなら「肺経」は、その名前の通りに肺と連動しているからです。

人間は、呼吸で酸素を取り込むことで、全身の細胞からエネルギーを生み出しています。つまり「肺経」の大もとである肺が弱ると、全身の細胞の働きが衰えてしまうのです。

また東洋医学で「肺」は、皮膚、鼻、呼吸を使い、外部から体を守る働きがあるとされています。つまり、こうした器官は肺が弱ると働きが衰え、アレルギーを発生させやすくなってしまうのです。

肺経を強化するのは、玉ねぎ、長ネギ、にら、大根、ピーマン、生姜、大葉などの「辛味」がある食材です。

こうした辛味のある食べものは、血液の循環も促し発汗作用があるといわれています。

生のままでは、食べにくかったり、量によっては体を冷やしたりもするので、加熱して食べることをオススメします。

炒めものに玉ねぎや長ネギを加える。

大根やピーマンなら、みそ汁の具として食べるのもいいでしょう。

また、温かい紅茶にすりおろした生姜を加える**「生姜紅茶」**も効果的です。

その他、松の実、銀杏、クルミ、紫蘇、レンコン、白菜、ユリ根、山芋、柚子、ナシなども、「肺経」を強化するのに役立つ食べものですので、毎日の食生活に少しずつ取り入れながら、根本的に体質を改善していきましょう。

「口だけマスク」で眠ってみる

口呼吸によってだ液を失い、扁桃にダメージを与えることで、つらい鼻の症状が発生する可能性がグンと高くなることは、第2章でお話ししました。

また、口呼吸によって、細胞のエネルギーを生み出すミトコンドリアの働きが低下するために、自然治癒力がガクンと衰えます。

毎年、花粉症の症状に悩む方は、花粉が飛散する2~3カ月前から、鼻呼吸に切り替えていくべきでしょう。

起きている間は、第2章でご紹介した、

① 意識して口を閉じる

② ものを食べるときにも、口を閉じて噛む

③ **口を閉じたとき、舌は上あごのくぼみに押し付ける**

この3つを意識してください。

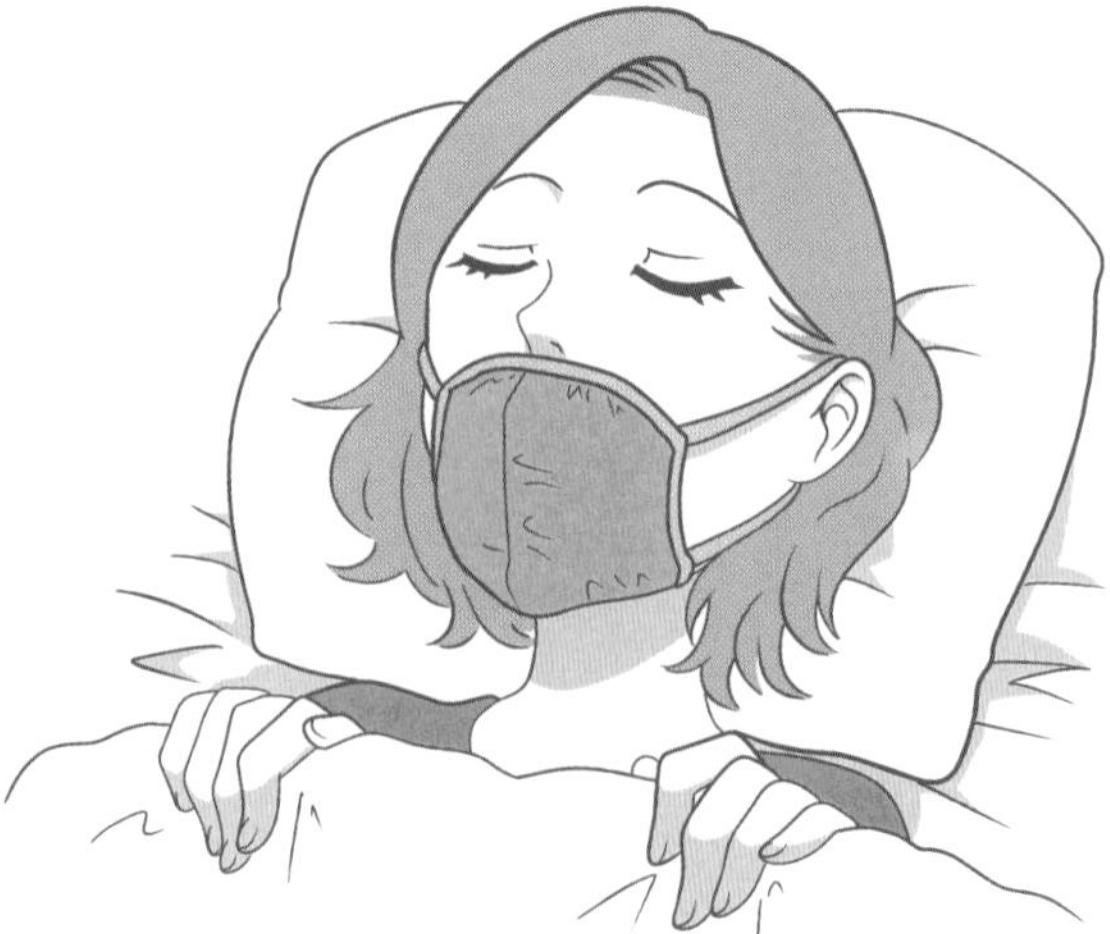

次に、寝ているときはどうすればいいかというと、私はまず、**「口だけマスク」**で眠ることを勧めています。

マスクから鼻だけを出すことで、鼻での呼吸を促し、少しずつ鼻呼吸の習慣が身につくからです。

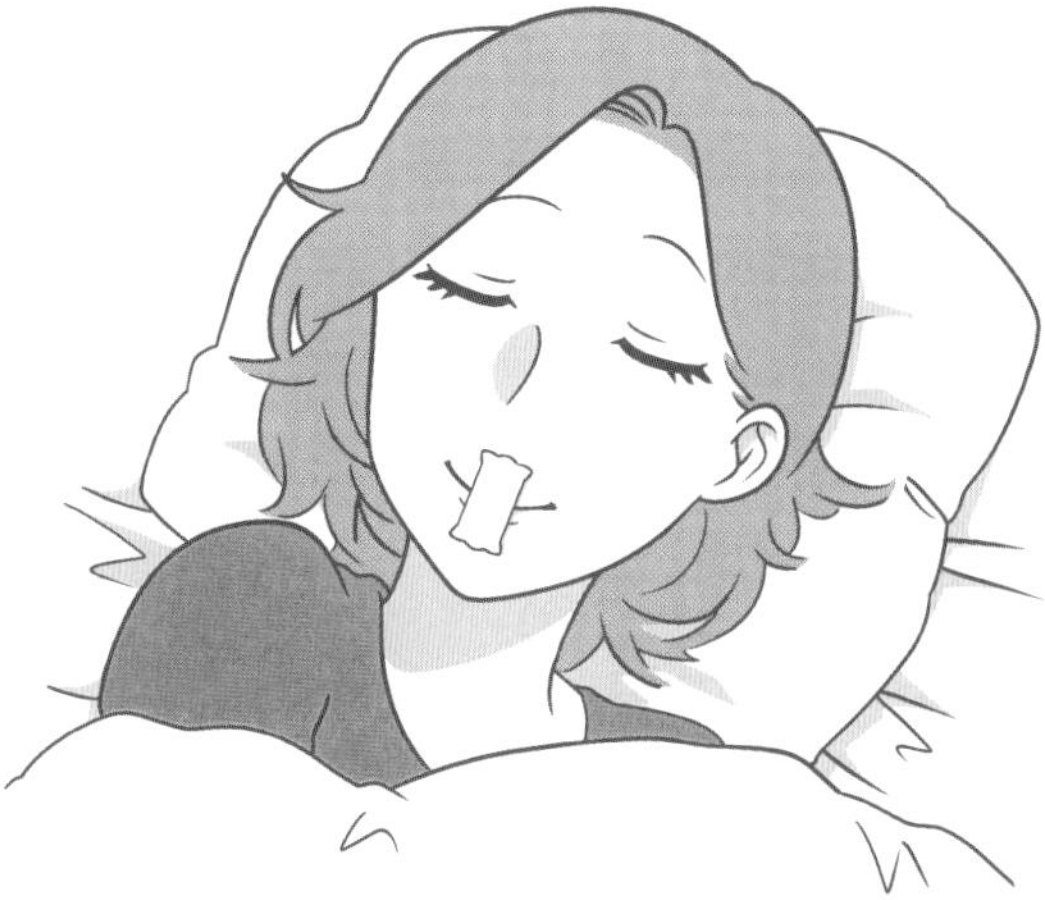

しかし、マスクは寝ている間に外れやすく、また、同時に口でも呼吸をしがちです。もっと確実に、鼻呼吸をするようになるためには、薬局などで売られている、**寝ている間に口に貼るテープ**を試すのもいいかもしれません。

旦那さんのいびきに悩まされていた50代の女性は、こうしたテープを使うようにしてもらったところ、旦那さんはすぐに鼻で呼吸をするように変わり、いびきをかかなくなったと言っていました。

ぬるま湯で鼻を洗ってつまりを解消する

口呼吸の習慣が身についていると、長年、鼻を使っていないため、機能が衰えていることがあります。

そのため、

鼻がつまりやすく鼻呼吸が苦しい ⬇ 口で呼吸をする

というサイクルに戻ってしまうのです。

鼻がグジュグジュしがちな方は、鼻の通りをよくして鼻呼吸の習慣を身につけるため、ときには、ぬるま湯でつくる**生理食塩水で鼻を洗浄**してみましょう。

生理食塩水とは、血液や組織液と浸透圧が等しい、約0・9％の食塩水のことです。

鼻の粘膜の刺激にならず、鼻腔内をきれいに洗い流してくれます。

生理食塩水の簡単なつくりかたです。

・500ミリのペットボトルの水を沸騰させて、計量スプーンの5g（大、中、小のスプーンの中くらいのサイズ）のすり切りよりほんの少し少なめの塩を溶かします。

この生理食塩水をぬるくなるまで冷まし、スポイトなどで鼻の穴に数滴たらします。

このとき、起き上がったままだと、鼻の奥まで届きませんから、横になってそっと鼻の穴に入れるようにします。

生理食塩水が行き渡ったら、その鼻の穴をかんで出します。

生理食塩水がのどにたれてきたら、口から吐き出しましょう。

1日1回を目安に行いますが、鼻がつまるときは3回を上限に回数を増やしてください。

ゆっくり湯船につかってリラックス

近年は情報がたくさん出回っているため、昔から言われていることを「古臭い」と軽視する傾向があるようです。

しかし、人間の体の構造は、数十年、数百年でそう大きく変化していません。昔から「いい」と言われていることには、きちんと根拠があり、健康に効果的なものが多いのです。

お風呂にゆっくりつかることもその一つ。

やるべきことに追われて忙しいためか、シャワーのみですませる人が少なくありませんが、私は、**できるだけ毎日、湯船につかってほしい**と思っています。

特に、体質を改善して、花粉症を撃退したいのであればなおさらです。

花粉症や鼻炎の大きな原因の一つに、自律神経の乱れがあります。

現代人は「あれもしなきゃ、これもしなきゃ」と、交感神経優位になりがちです。

そこで、一日の終わりに副交感神経を活性化して、リセットする。

それができるのが、湯船につかることです。


ただし、お湯の温度が42度以上になると、交感神経が刺激されますので、**38〜40度のぬるめにする**のがポイントです。


湯船につかるのが嫌いな人は、そういないはずです。

「体質改善のため」と思うとおっくうになるかもしれませんが、いろいろな入浴剤を集めて試してみる。

健康になると同時に、美容面での効果も期待して肌や髪の手入れも同時に行うなどすれば、毎日、お風呂に入るのが楽しみになるのではないでしょうか。

「寝ること」を優先する日をつくる

花粉症の症状を少しでも軽くしたり、発症させないようにしたりするために欠かせないのが「眠ること」です。

私たちの体は、寝ている間に成長ホルモンを分泌し、傷んだ細胞を修復します。

つまり、眠りをおろそかにすると、細胞の代謝が衰えて、根本的な自然治癒力が低下してしまうのです。

現代では、

「昨日も徹夜だった」

「また、4時間しか眠れないよ」

などと「寝ていないこと＝がんばっている」と考える傾向があります。

また、寝ている時間を「もったいない」と思い、少しでも減らそうとする人もいるほどです。

しかし、体が本来持つパワーを最大に活かすためには、睡眠不足は厳禁です。

とはいえ、どうしても忙しくて帰宅時間が遅くなる。

ぐっすり眠りたいけど、現実的に厳しいという人もいるでしょう。

平日が難しければ、休日でも構いません。

週に1日だけでも**「とにかく、今日は眠ることを最優先する」という日**をつくってください。

「眠るための日」は、パソコンを見たりゲームをしたりしないで、早めに夕食を取り、ゆっくり湯船につかって体を温めて、12時前にはベッドに入るようにしましょう。

また、睡眠の質を高めるために、眠りにつくときは照明を消し、真っ暗にしてください。睡眠を司るホルモンである「メラトニン」は光の影響を受けやすく、豆電球ほどの明るさでも反応して分泌しにくくなると言われています。

窓の外に街灯やビルの明かりが見える場合は、遮光カーテンを使うといいでしょう。

体質改善は3カ月を目標にする

私はよく、鼻炎や花粉症の悩みで来院される患者さんに、

「花粉症対策は、花粉が飛散する3カ月前から行って」

と指導します。

すると、多くの人は、「えっ、そんなにかかるんですか⁉」と少しがっかりします。

しかし、今、あなたに鼻炎や花粉症の症状が出ているのは、数年、もしかしたら数十年の「間違った生活習慣」や「誤った体の使い方」の積み重ねです。

健康で自然治癒力が活発な体にするためには、同じだけの期間とは言いませんが、ある程度の時間は必要なのです。

もちろん、症状が出ている最大の原因がうまく取り除ければ、すぐに目に見える効果が出る人もいるでしょう。

患者さんでも、治療を行ったその場で、鼻がスッキリする人もいれば、反対に、体が目覚めて気管をクリーンナップしようとしたせいか、鼻水が1週間止まらなくなった人もいます。

私が本書でご紹介している方法は、鼻水やかゆみなどをその場で止めてやり過ごすのではなく、根本的に症状が出ないようにするためのものです。

数回やって「効果がない」と、あきらめてしまうのではなく、できることから日常生活に取り入れ、鼻がよくなる行動があたりまえになって欲しいのです。

そのためにも、**すべての方に実施していただきたいのが「鼻呼吸」です。**

まずは、鼻で呼吸するように切り替えてから、ほかにできることを加えて行きましょう。

「一度かかったら一生そのまま」ではない

また、私がもう一つ、本書でお伝えしたいのが**「花粉症やアレルギー性鼻炎は、一度かかったら一生そのまま」**ではないということです。

多くの人は、一人一人が持つ「花粉症のコップ」に、原因がじわじわとたまり続け、ある日コップからあふれたら、花粉症が発症すると考えています。

そして、一度コップが一杯になったら、もう元に戻ることはないと思っているのです。

しかし、実際はそうではありません。

「花粉症のコップ」に、私たちが持つ自然治癒力が働きかけることで、なかにたまった原因物質が減ることも、コップ自体の許容量がアップすることもあるのです。

しかも、年齢は関係ありません。

人間の自然治癒力は、生きている限り、働き続けるからです。

私の治療院に通う、63歳の男性の例でお話ししましょう。

この男性は、当初、視力の衰えに危機感を感じて来院しました。

問診をして話を聞くうち、

「そういえば、40歳ごろから花粉症になりました」

と思い出したように教えてくれたのです。

花粉症は一度なったら治らないと思っていたため、聞かれるまで気にもとめていなかったのでしょう。


そして、最初は「目」のために、ジャンプをして血行を促したり、ツボ押しを習慣づけたりしていました。

すると、少しずつですが、ものがハッキリと見えるようになったため「もっと、よくなりたい！」と、食事や呼吸にも気を配るようになりました。

すると、1年ほどたったある冬に、

「そういえば、今年は、くしゃみや鼻水が出ないなぁ」

と気づいたのです。

それでも、「今年は花粉が飛ぶのが遅いのかな?」くらいにしか思っていませんでした。

ところが、2月になっても3月になっても、鼻はスッキリしたままです。

「もしかしたら、今年は花粉が少ないのかな」

と思っていたそうです。


そして、根気よく「目」のために、エクササイズなどを続けて2年以上たったとき、その年も花粉症の症状が出なかったため、私に、

「もしかして、花粉症が治ったんですかね」

と聞いてきたのです。

第6章

ツボ押しで花粉症・アレルギー性鼻炎を遠ざける

気づいたときにツボを触る

血管や神経などとは違い、解剖しても目に見えないのが**ツボ**や**経絡**《けいらく》です。

しかし、21世紀に入って、科学的な解明が進み、京都大学の研究では、皮膚のなかには電気が通りやすいポイントがあり、それがツボとほぼ一致するという研究結果が発表されています。

また、WHO（世界保健機関）が、これまでバラバラだったツボの位置の世界基準を発表するなど、その有効性が認識されつつあります。


中医学では、「気（エネルギー）」の通り道である経絡が体内に張り巡らされていて、経絡上にある大切なポイントがツボだと考えられています。

つまり、**体の表面にあるツボを刺激することで、経絡でつながる内臓などの状態まで改善するとされているのです。**

一つの症状に効果があるとされるツボはいくつかあります。

最も効果が高いのが、症状の出ている部分にあるツボです。

たとえば、鼻がつまっていたら鼻のまわりにあるツボ、お腹の調子が悪ければお腹にあるツボなどです。

また、直接、患部ではなくても、経絡や神経でつながっているツボもあります。

こうしたツボは、手や足に集まっていることが多く、デスクワークや家事の合間や、電車などで移動中などでも気軽に刺激することができます。


第6章では、花粉症やアレルギー性鼻炎など、特に**鼻の状態を改善するのに効果的なツボ**を選んでご紹介します。


頭のてっぺんから足先まで、順にご紹介していきますが、**すべてのツボを押す必要はありません。**

ひと通り触ってみて、押すと「イタ気持ちいい」と感じるところ、鼻の通りがよくなったり、鼻水が治ったりするなど、症状が改善するツボを中心に、気づいたときにこまめに刺激していきましょう。

ツボの効果的な押し方

基本的にツボを押す回数は、1度に2〜3回で十分です。

「イタ気持ちいい」と感じる強さで刺激しましょう。

ツボの位置は、だいたいの目安で構いませんが、周辺の骨のまわりなどを探ると、必ず**「ツーン」**とくる位置があるはずです。

見つかったら、そこを押すようにしましょう。

頭（百会・上星）

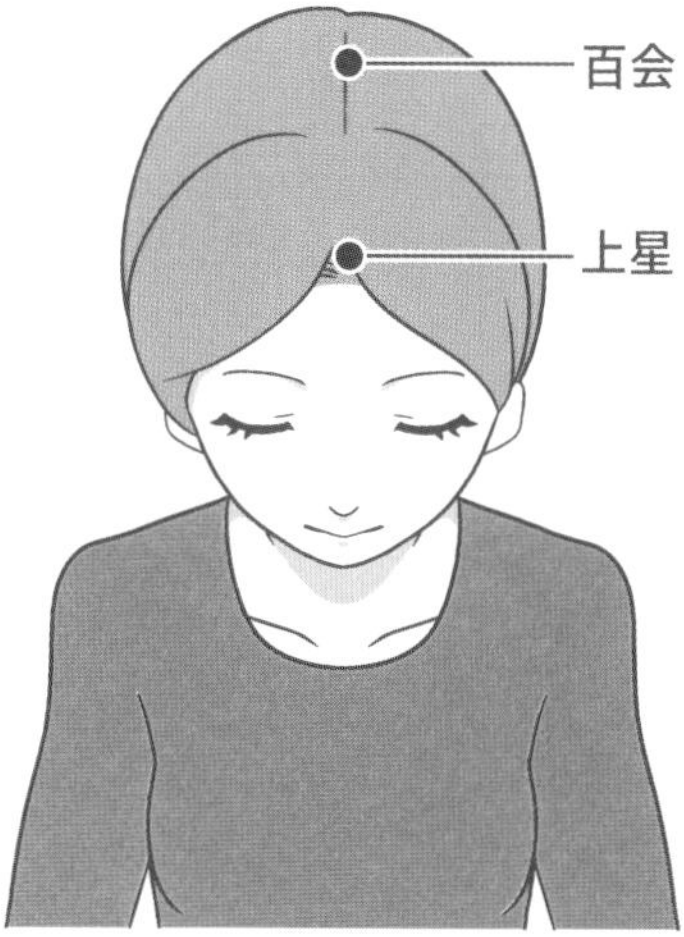

「百会（ひゃくえ）」は、「百（多種多様な）の経絡が、会（出会う、交わる）」という意味を持つツボで、鼻づまりをはじめとし、不眠、頭痛、目の疲れ、耳鳴り、自律神経の乱れなど、さまざまな健康効果を持っています。

↓左右の耳の上端を結んだ中央に位置します。中指の腹で、体の中心に向かって押すか、トントンとリズミカルに叩いてもいいでしょう。

「上星（じょうせい）」は、鼻腔の血行を促し鼻づまりをスッキリさせるツボです。

↓顔の中心、前髪の生え際より指1本分上にあります。人差し指や中指の腹で、鼻に向かって押しましょう。

顔（攅竹・印堂・迎香・天迎香）

「攅竹（さんちく）」は、体全体の機能を高め、自然治癒力をアップするツボの一つ。

↓左右の眉頭のくぼみにありますので、親指や人差し指など、やりやすい指で、骨のキワを押してください。


「印堂（いんどう）」は、鼻水や鼻づまりをやわらげ、また、睡眠の質を高めて体全体の回復力をアップするツボです。

↓左右の眉毛のちょうど中間に位置します。中指の腹を使い、頭の中心に向かって押してください。


「迎香（げいこう）」は、鼻水、鼻づまりの改善に即効性が高いツボです。

↓小鼻が最もでっぱったところのつけ根にあります。

このツボと次の「天迎香（てんけいごう）」だけは、一般的なツボと違い、斜め45度の角度で上に向かって押してください。

両手の人差し指の先を使うとやりやすいでしょう。

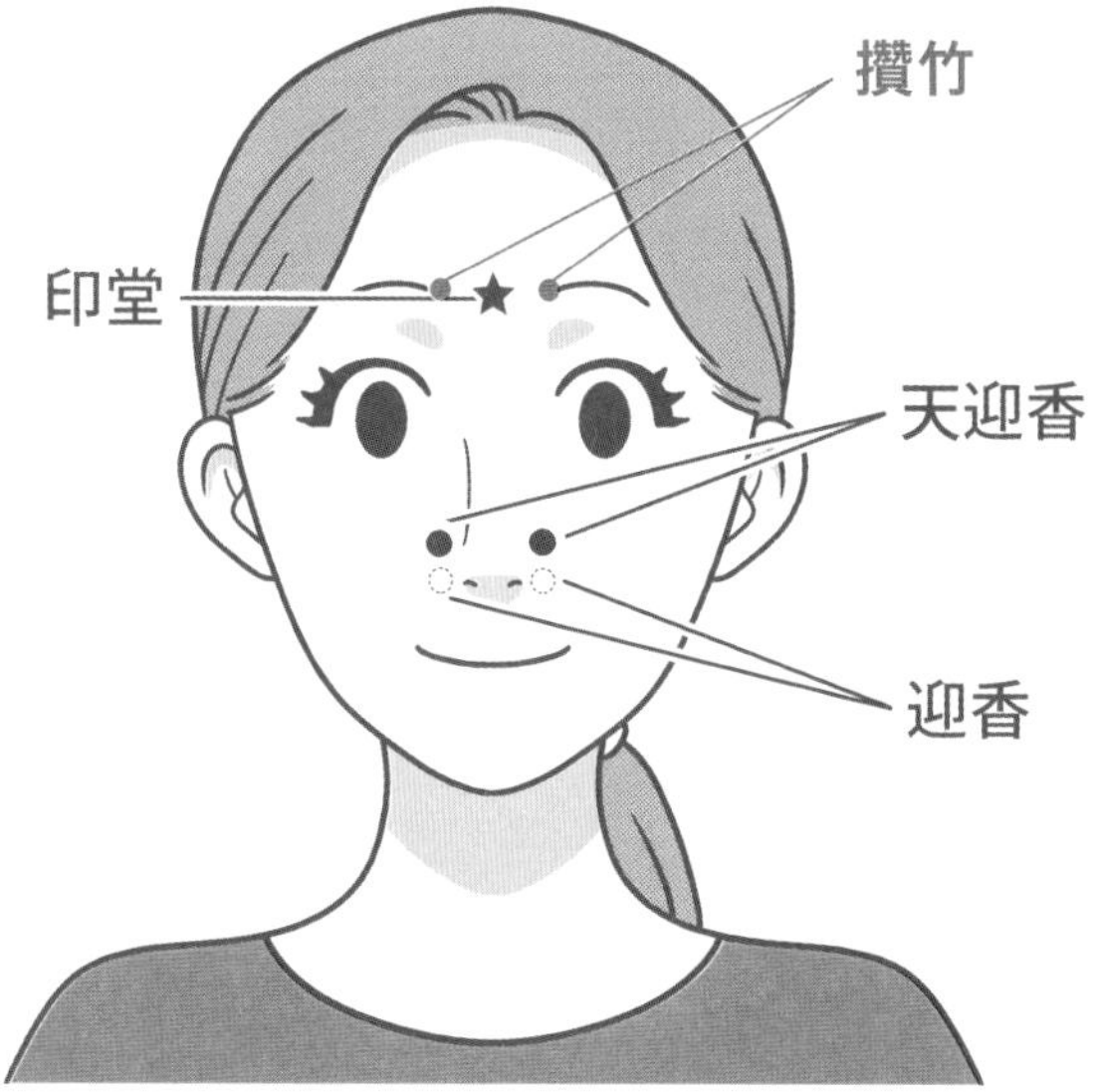

「天迎香（てんけいごう）」も、鼻水、鼻づまりを即座に解消してくれる、大変効果的なツボです。
↓「迎香（げいこう）」の上、小鼻のつけ根の両脇にあるのが「天迎香（てんけいごう）」です。「天迎香（てんけいごう）」も「迎香（げいこう）」と同じように、両手の人差し指の先を使い、斜め45度の角度で上に向かって押してください。
鍼灸師の萩原秀紀氏によると、「天

迎香（てんけいごう）」は、1回に20秒、長くても2分間押し続けることで効果が最大になると言います。

さらに、花粉症の症状がひどいときは、1時間置きに押すことで効果が持続します。

ただしこのツボは、効果が高い分、繊細です。

一般的なツボのように「イタ気持ちいい」くらいの力で押すのは強すぎますので、そっと押さえるようにしてください。

耳（内鼻・外鼻・腎上腺）

耳のつけ根には、鼻水、鼻づまりに効果的なツボが密集しています。

代表的なのが、**「内鼻（ないび）」「外鼻（がいび）」「腎上腺（じんじょうせん）」**です。

↓「内鼻（ないび）」は、耳の穴の手前にあるふくらみの真ん中あたり、その下に「腎上腺（じんじょうせん）」があり、「外鼻（がいび）」は「内鼻（ないび）」の少し上にあります。

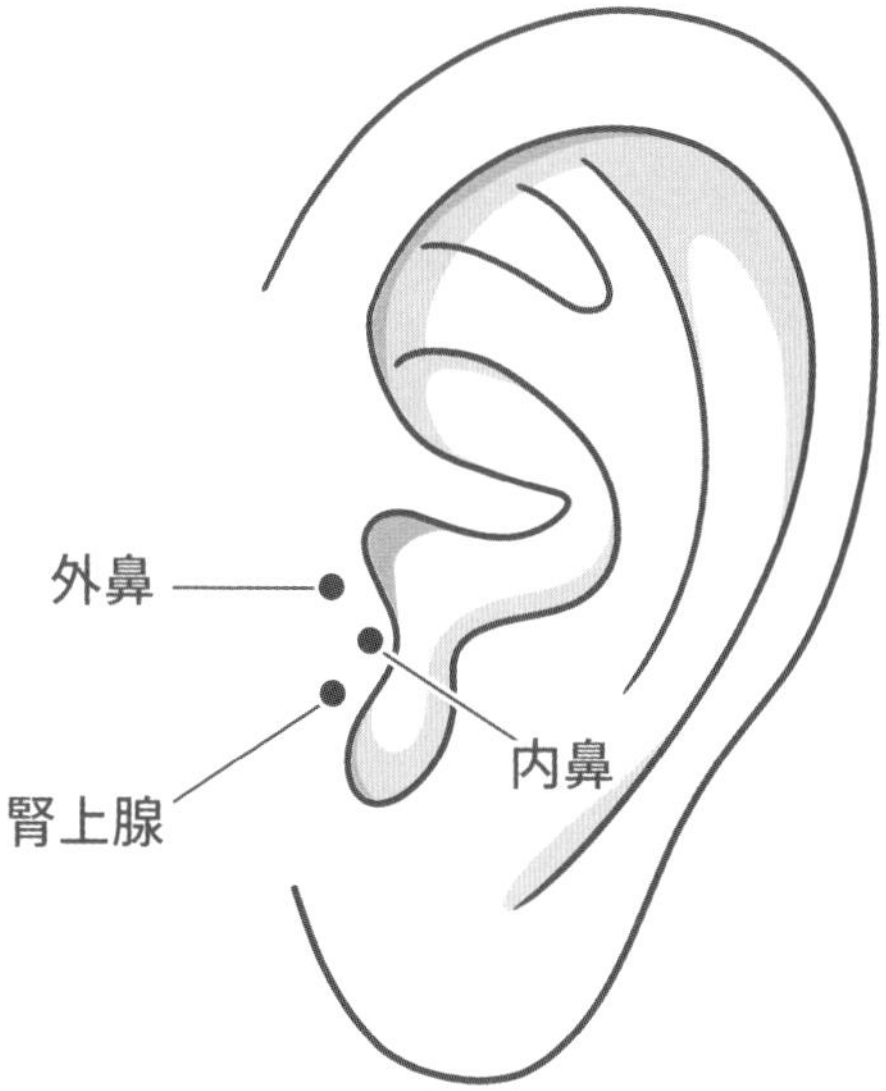

この３つのツボは、耳の穴に人差し指を入れ、外から親指ではさむようにして、もみほぐすのが効果的です。

一般的なツボ刺激とは異なり、２分ほどもみほぐすといいでしょう。

首(天柱・風池)

「天柱（てんちゅう）」は、首のこわばりをほぐし、首から上への血流を促します。
→後頭部の髪の毛の生え際、頚椎の両脇のへこみにあります。
両手で頭を包み込み、親指の先を使って、頭の中心に向かって押し上げましょう。

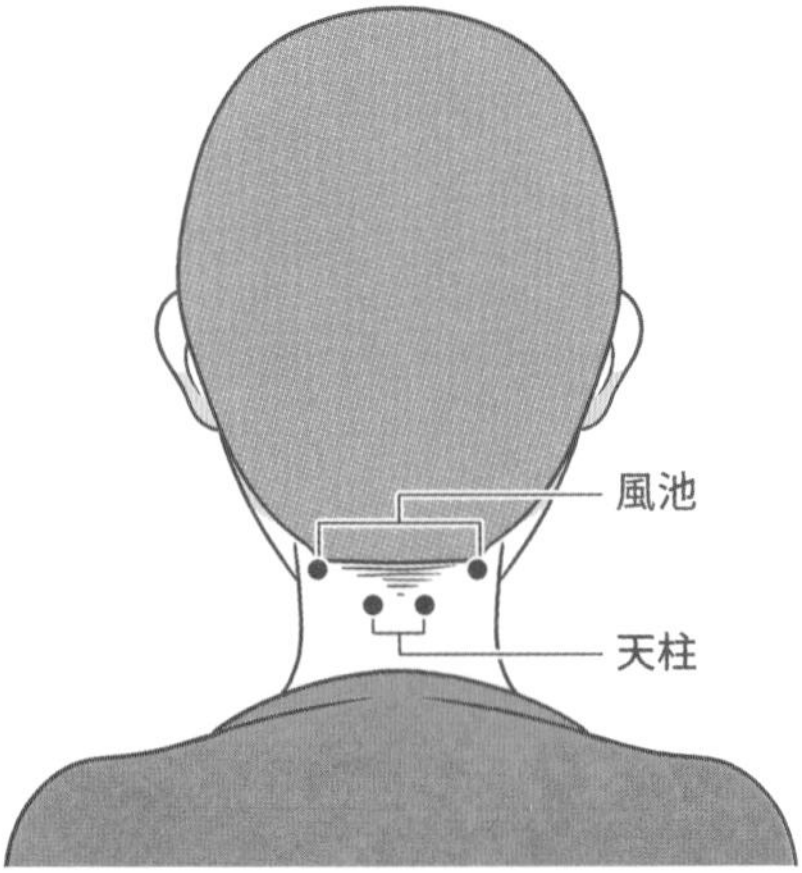

「風池（ふうち）」は、「風の邪気（風邪）が、池のようにたまる場所」という意味を持つツボで、名前の通り、風邪の諸症状に効果が高いツボです。
そのため、花粉症で現れる、鼻水、鼻づまり、喉の痛みやかゆみ、熱っぽさなどの多くの症状の改善に効果を発揮します。
↓「天柱（てんちゅう）」の、指1本分ほど外側にあります。

「天柱（てんちゅう）」と同じように、両手で頭を囲み、親指の先を使って頭の中心に向かって押し上げましょう。

のど（人迎）

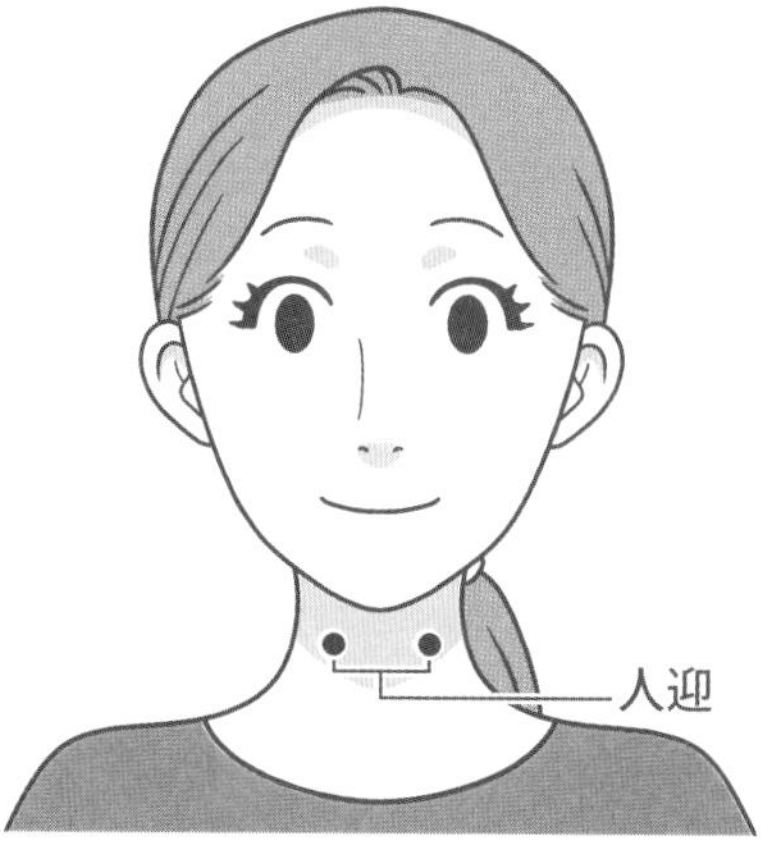

「人迎（じんげい）」は、首まわりの血行をよくして、脂肪の代謝を促進するツボです。首のよぶんな脂肪が減ることで、いびきに効果を発揮します。

↓のどぼとけから、指2本分、外側に向かったところにあります。

両手の人差し指か中指の先を使い、左右同時にのどの奥に向かって押します。

手（合谷・曲池）

「合谷（ごうこく）」は、鼻水、鼻づまり、目のかゆみや充血など、花粉症で起こる首から上のさまざまな症状に効果が高い万能ツボです。

↓手の甲側の親指と人差し指のつけ根で、人差し指側の骨のキワにあります。

反対の手の親指で、骨のキワを押し上げるように刺激しましょう。

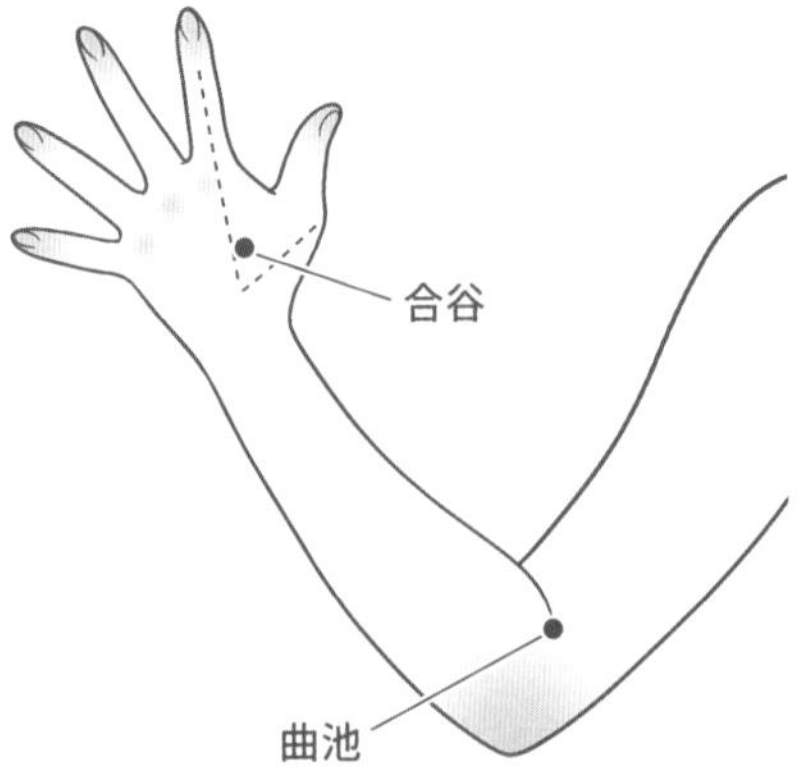

「曲池（きょくち）」は、消化器系の調子を整え、全身の免疫力を高める働きがあるツボです。
↓ひじを曲げたときにできる横ジワの端にあるくぼみが「曲池（きょくち）」です。
反対の手でひじをつかみ、親指を使って中に向かって押してください。

足（足三里・湧泉）

足には、鼻のトラブルだけでなく、さまざまな不調に効果が高い万能ツボがいくつかあります。なかでも「足三里（あしさんり）」と「湧泉（ゆうせん）」が代表的です。

「足三里（あしさんり）」は、内臓の調子を整え、筋肉や神経の痛みやこりなども解消してくれ、全身に活力を与えてくれるツボです。

↓すねの正面とその外側にある2本の骨が接するV字の部分にあります。

手の親指の先を使い、ひざに向かって押し上げるように刺激します。

「湧泉（ゆうせん）」は、足から全身にエネルギーを送ってくれる「命の〝泉が湧く〟」という意味を持つツボです。全身の血流を促し、代謝を促進して自然治癒力を高めます。

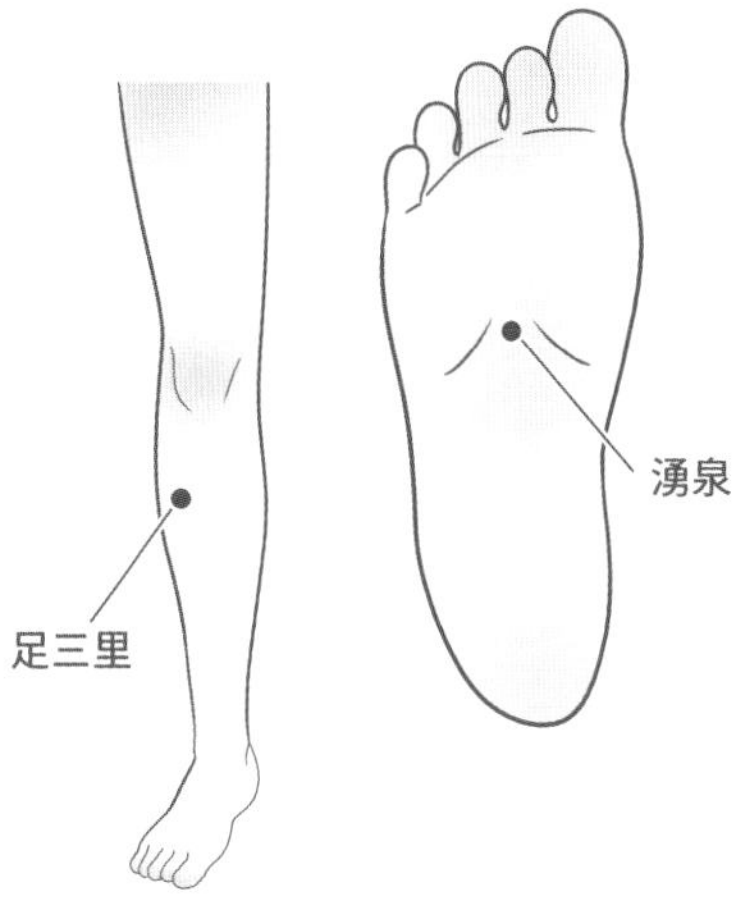

↓足の2番目の指を、かかと側にたどっていくとあたるくぼみがツボです。
手の親指を使い、足先に向かって押し上げます。

お腹（中脘・関元）

「中脘（ちゅうかん）」は、自律神経に作用して体全体の免疫力を高めるツボです。
↓おへその中心から、指4本分上がったところにあります。
中指の先を使い、優しく体の中心に向かって押しましょう。

「関元（かんげん）」は、免疫機能を向上させ、アレルギーを跳ね返す体をつくります。

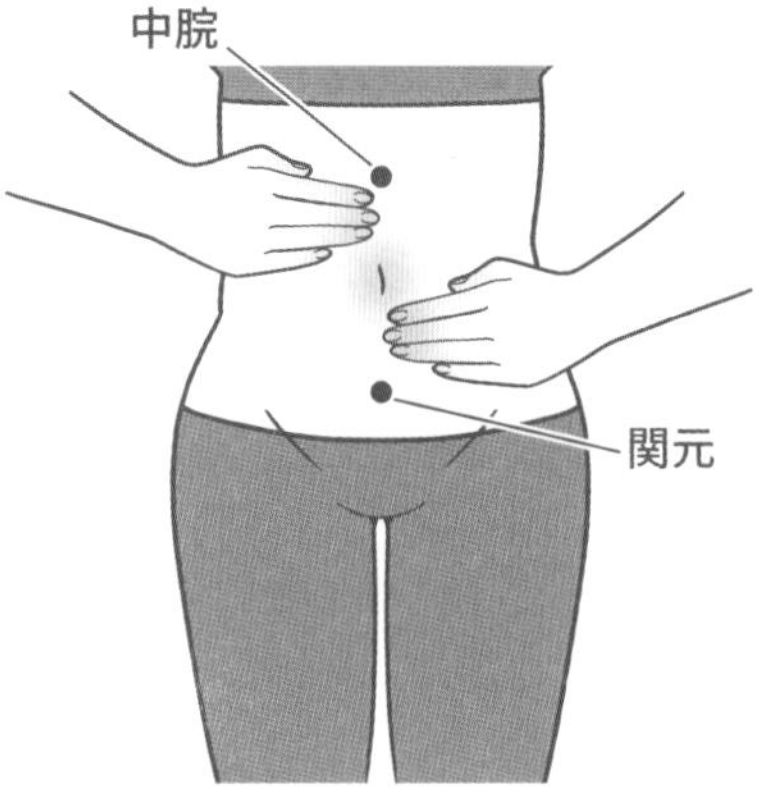

↓おへその中心から、指４本分、下がったところにあるツボです。
中指や人差し指の先を使い、優しく体の中心に向かって押しましょう。

背中（背骨の脇をトントン叩く・大腸兪）

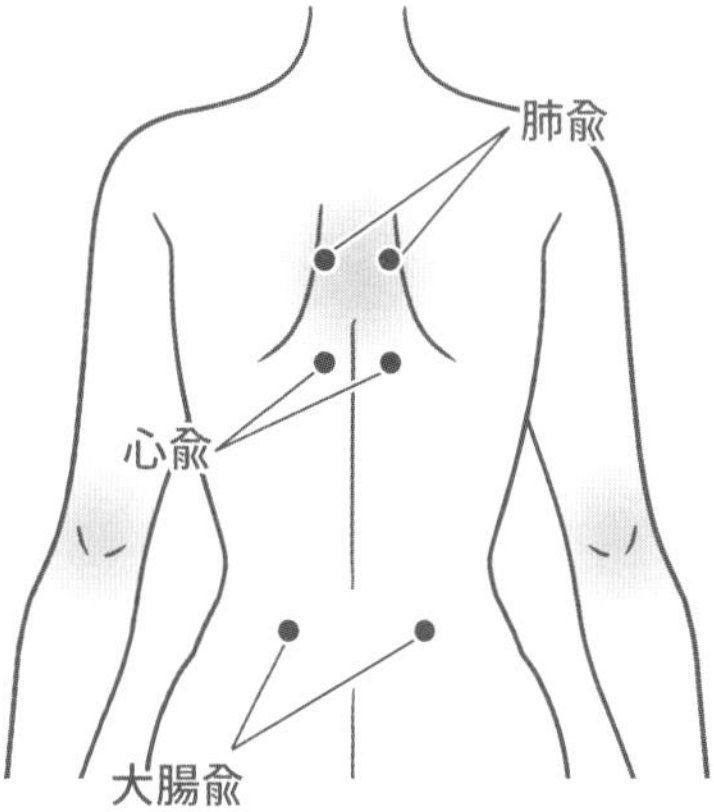

背骨の脇には、「肺兪（はいゆ）」や「心兪（しんゆ）」など、花粉症や鼻炎を改善するために重要なツボが並んでいます。

そのため、手が届く範囲で、こぶしを握って「トントン」と叩くだけでも効果的です。

また、マッサージ棒のような、手の代わりをする道具があったら、それで叩くのもいいでしょう。

手が届くところにあり、腸の働きを促して、免疫力や自然治癒力を高めてくれるツボが「大腸兪（だいちょうゆ）」です。

↓背骨の両脇を下にたどり、骨盤のラインとぶつかったところの、背骨の両脇にあります。

両手の親指で、体の中心に向かって押しましょう。

おわりに

匂いのある生活は素晴らしい

私の治療院に、

「最近、味噌汁の匂いが感じられなくなった」

と、相談に来た男性がいました。

ほかにには、これといって不調やつらい症状はないと言います。

でも、匂いが感じられないだけで、食事はすっかり味気なくなり、目に入る世界の色が失せたようになり、元気がなくなってしまったのです。

匂いは、目に見えず、はっきりとした実態が感じられないため、視覚、聴覚、そして味覚などと比べ、軽視されがちです。

しかし、動物は、嗅覚で危険を察知して敵味方を区別し、食べものを見つけています。

匂いは、生きていくために欠かせない感覚です。


これは、人間にとっても同じです。

匂いを嗅ぐと、その信号はほかのどの感覚よりも素早く、大脳の辺縁系に達します。辺縁系は、食欲や睡眠欲などの本能や喜怒哀楽の感情、そして記憶や自律神経にも関わる、生きていくためのベースとなる部分です。


あなたも、ふと香りを嗅いだら、昔の記憶がよみがえったり、心地よい香りで気持ちがリラックスした経験があるはずです。

また、子どものころ、嫌いな食べものを「残しちゃダメ」と怒られて、こっそり鼻をつまんで飲み込んだことはありませんか。

食べものの味は、匂いがしないとあまり感じられないので、嫌いなものでも食べることができたのでしょう。

「味噌汁の匂いが感じられなくなった」男性は、鼻をよくする治療を行い、自分でもこれまでの生活習慣を変えたところ、1カ月で匂いの感覚が戻って来ました。

そして**「これから二度と、鼻を悪くしない」**と誓ったのです。

いい鼻呼吸をする人は長寿を手に入れる

こうして、私たちの暮らしの豊かさを支え、体の健康を維持する番人として活躍してくれているのが「鼻」です。

鼻は、単なる空気の通り道ではなく、本書でこれまでお話ししてきたように、さまざまな役割を担っています。
また、私たちは、食事をしなくてもある程度の期間は生き延びられますが、呼吸を止めたらわずか数十秒で苦しくてたまらなくなります。
生きている証しが呼吸なのです。

普段、何気なく行なっている呼吸ですが、「正しく」行なっているつもりでも、実は、自分の体を支えるだけの酸素を取り入れられていない人が、どれほどたくさんいることか。

人間の命を支える呼吸を正しく行い、より健康になっていただくためには鼻をよくすることが絶対に必要です。

私は本書で、そのことを伝え、一人でも多くの人に幸せになってもらいたいと思っています。

参考文献

『情動と呼吸』（本間 生夫・帯津 良一（編集）／朝倉書店）
『アレルギー体質は口呼吸が原因だった』（西原克成／青春出版社）
『「鼻の横を押す」と病気が治る』（萩原秀紀／マキノ出版）
『正しく鼻呼吸すれば病気にならない』（今井一彰／Kawade 夢文庫）